JN081552

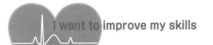
I want to improve my skills

ナースのためのスキルアップノート

看護の現場ですぐに役立つ

循環器看護のキホン

患者さんの症状から緊急性を見抜く力が身に付く!

中澤 真弥 著　雑賀 智也 監修

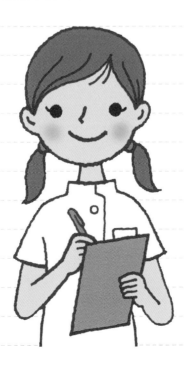

秀和システム

はじめに

　近年、欧米化による食生活の変化や高齢化の進行により生活習慣病は増加傾向にあります。それに伴い、高血圧や動脈硬化、弁膜症、心不全などの循環器疾患も同様に急増しています。そのため、将来的にも国内の患者数は増加していくと予想されています。

　循環器疾患には、心筋梗塞や大動脈解離など急激に発症し、生命に関わる急性期の疾患と、弁膜症や心不全など、長期の経過をたどる慢性期の疾患まで多岐にわたります。そのため、患者さんの症状から病態をアセスメントし、緊急性を見抜く観察力が必要です。そこから必要な検査の準備や処置の介助など、迅速に対応できる高い専門性が求められています。

　また、急性期を脱しても、循環器疾患は生活習慣病が原因である場合が多く、生活についての指導・教育も必要になります。重症化を防いでいくためにも多職種や地域との連携を図りながら、チーム一丸となって情報を共有しつつ取り組んでいかなければなりません。

　本書では循環器看護の基本である解剖生理、疾患、症状、検査、診断、治療などが解説されています。循環器看護が苦手な方や基本的なことを学びたい方に向け、わかりやすさを意識した一冊です。

　必要となる頻度の高い知識を優先した内容をコンパクトにまとめてあるので、ご自分の参考書として活用していただけたらと思います。本書によって1つでも多くの知識を増やし、理解を深めて、日々の臨床の場での看護の一助となれば幸いです。

　2020年　5月

中澤真弥

看護の現場ですぐに役立つ
循環器看護のキホン

chapter 1 循環器の解剖生理をおさらいしよう

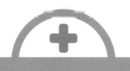

本書の特長

　本書は循環器看護のポイントを解説しました。循環器看護といっても幅広く、苦手意識の強い看護師の方は多くいます。

　基本的なことから学べるよう、　押さえておきたいポイントがわかるようになっています。

役立つポイント1 **ポイントを押さえた解説**

　現場に必要な知識はもちろん、押さえておくべきポイントが集約してあります。わかりやすさを重視し、難しい単語を極力使用しないよう心がけていますので、スムーズな学びができます。

役立つポイント2 **項目ごとにわかりやすい**

　必要な項目がひと目でわかるよう工夫してあります。項目ごとに必要な情報をコンパクトにまとめてあるので、読みやすくなっています。

役立つポイント3 **図やイラスト中心のわかりやすい解説**

　視覚的にもわかりやすいように、文章とあわせて図やイラストで覚えることができるため、イメージをつかみやすい内容になっています。

役立つ ポイント4　一連の流れがわかる

　循環器看護の一連の流れがわかるように、循環器の解剖生理や疾患を含めて、循環器に関するテーマを網羅的に取り上げました。

役立つ ポイント5　先輩看護師からワンポイントアドバイス

　項目ごとに先輩看護師からのアドバイスが随所に入れているので、あわせて読むことで理解が深まります。

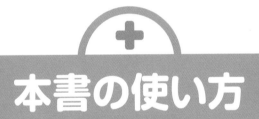

本書の使い方

本書はchapter1からchapter5までで構成されています。

循環器看護の基本的知識として解剖生理をわかりやすく解説しました。

循環器疾患で多く見られる症状や原因はもちろん、看護のポイントにも触れています。

ほかにも押さえておきたい検査や治療などがコンパクトにまとまった一冊です。

　それぞれの項目から必要な情報が得られる構成になっているので、学んだことをその日のうちに書き込んだり、資料を貼り付けたりするなど、自分のノートとして活用することができます。

この本の登場人物

本書の内容をより深く理解していただくために
医師、ベテランナース、先輩ナースから新人ナースへ、アドバイスやポイントを説明しています。

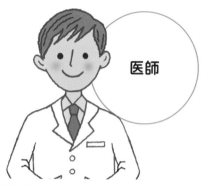

医師

病院の勤務歴8年。的確な判断と処置には定評
があります。

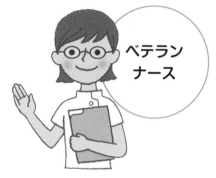

**ベテラン
ナース**

看護師歴10年。優しさの中にも厳しい指導を信念
としています。

**先輩
ナース**

看護師歴5年。身近な先輩であり、新人ナースの指
導役でもあります。

**新人
ナース**

看護師歴1年。看護の関わり方、ケアについて勉強し
ています。医師や先輩たちのアドバイスを受けて早
く一人前のナースになることを目指しています。

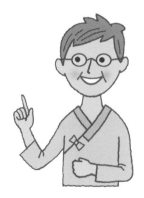

**患者の
みなさん**

患者さんからも、ナースへの気持ちなどを
語っていただきます。

chapter 1

循環器の解剖生理を
おさらいしよう

心臓は全身に血液を送る重要な臓器です。

機能やしくみについて学びます。

心臓のしくみと働き

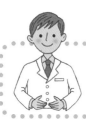

心臓は全身に血液を運び、生命維持に不可欠な循環動態を担っています。ここでは心臓や循環動態、各器官のしくみや働きについて学びます。

 ## 心臓の位置を知る

　成人の心臓の大きさは、おおよそ握りこぶし大です。第2肋間の右胸骨線から第5肋間の左鎖骨中線にかけてやや左側にあり、左右の肺の間に位置しています。重さは約250〜300gです。

▼心臓の位置

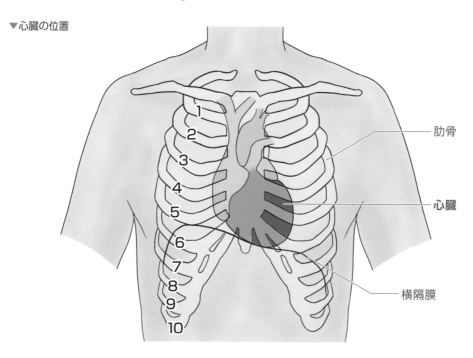

肋骨

心臓

横隔膜

雑賀智也著『人体のキホンと名前の図鑑』(秀和システム刊) より引用

10

心臓の役割と構造

身体活動には栄養や酸素が必要です。栄養や酸素は血液によって全身に運ばれます。血液を全身に循環させるために心臓はポンプの役割を担い、全身に血液を循環させています。

心臓は左右の心室と心房の4つの部屋に分かれており、2つの心房と2つの心室があります。それぞれ左心房、左心室、右心房、右心室（または略して左房、左室、右房、右室）といいます。心臓を左右に分けている壁を中隔といい、心房を分ける壁は心房中隔です。心室を分ける壁は心室中隔です。心房と心室は弁によって隔てられています。

心臓には、血液の逆流を防止する弁があります。心房と心室の間の弁を「房室弁（三尖弁、僧帽弁）」といい、心室と動脈の間の弁を「動脈弁（肺動脈弁、大動脈弁）」といいます。左心は体循環、右心は肺循環につながります。弁の働きについては後述します（P.13参照）。

▼心臓の内景

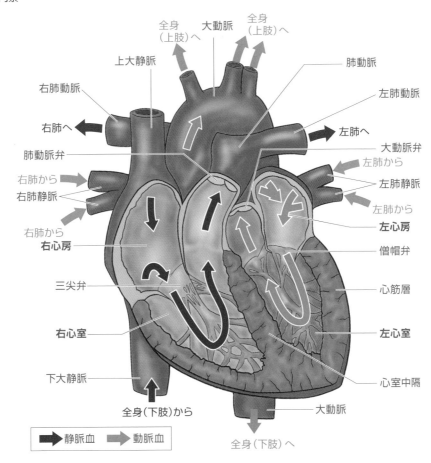

雑賀智也著『人体のキホンと名前の図鑑』（秀和システム刊）より引用

右心系と左心系

　心臓は右心房と右心室からなる右心系と、左心房と左心室からなる左心系に分けられます。前ページに図示した血液循環（動脈血と静脈血）は以下のようになります。

●右心系

　右心は右心房と右心室で成り立っています。右心房には上大静脈と下大静脈を通して、全身から静脈血が集まります。右心房に集まった静脈血は右心室に流入し、右心室が収縮することで、血液は肺動脈を通じて肺に送られます。肺に送られた血液は肺胞壁にて酸素と二酸化炭素のガス交換が行われます。

●左心系

　左心は左心房と左心室で成り立っています。左心房には肺静脈から動脈血が集まります。左心房に集まった動脈血は次に左心室に流入し、大動脈から全身に送られます。

　全身に血液を押し出すために、左心室の心筋は右心室の心筋に比べて3～4倍厚みがあります。

　血流の圧力がかかるため左心室から出る大動脈は肺動脈よりも厚みがあります。

　心臓は寝ている間でも、大量の血液を全身に送っています。

▼心臓の血液拍出量（安静時）

	1回の拍出量		心拍数		総量
1分間	70mL	×	70回	=	4900mL
1時間	70mL	×	4200回（70回×60分）	=	294000mL（≒300L）

心臓の弁のしくみ

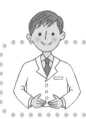

送り出された血液が逆流しないように、心房と心室の間と心室からつながる血管の間には弁があります。それぞれの働きについておさらいします。

✚ 弁の構造

右心には三尖弁と肺動脈弁があります。三尖弁は右心房と右心室の間にある房室弁です。三尖弁は3つの弁尖から形成され、腱索・乳頭筋で構成される複合組織です。肺動脈弁は右心室と肺動脈の間にある動脈弁で、3つの弁尖から形成されます。腱索・乳頭筋は存在しません。

左心には僧帽弁と大動脈弁があります。僧帽弁は左心房と左心室の間にある房室弁で、腱索・乳頭筋で構成される複合組織です。弁口面積は通常4～6cm²になります。大動脈弁は左心室と大動脈の間にある動脈弁で、3つの尖弁から形成されます。

▼心臓の4つの弁

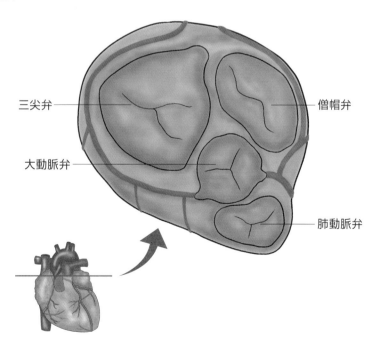

三尖弁

僧帽弁

大動脈弁

肺動脈弁

弁の弛緩と収縮

　心房に血液が流入しているときは、心室内の圧力が上昇し弁が閉じます。房室弁にある乳頭筋が腱索を引っ張ることで弁が心房側へ反り返らず弁は閉じています。心房内に血液が充満すると、心房内の圧力が上昇して弁が開き乳頭筋がゆるみ、心房から心室に血液が流入します。

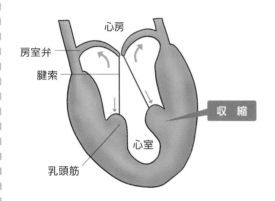

収縮期：心室内圧が上昇すると弁が閉じます。

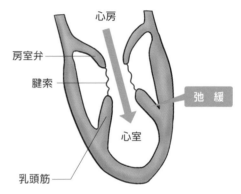

拡張期：心房内が血液で充満すると、心房圧が上昇し弁が開き乳頭筋が弛緩します。

肺循環と体循環

血液の循環には「肺循環」「体循環」があります。肺循環は、右心から送り出される静脈血が肺に送られ、肺毛細血管と肺胞の間でガス交換を行います。静脈血は二酸化炭素（CO_2）を排出し、酸素を取り込んで酸素化された動脈血となり、肺静脈を経て左心房に戻ります。体循環では、左心から送り出された動脈血が大動脈、動脈を通り全身の各臓器に分布し、各臓器の毛細血管を介して酸素や栄養素、老廃物の交換などを行い静脈血になります。静脈血は、静脈、大静脈を通り右心に戻ります。

● **肺循環（小循環）**
　右心室⇒肺動脈⇒肺⇒肺静脈⇒左心房
● **体循環（大循環）**
　左心室⇒動脈⇒全身⇒静脈⇒右心房

▼肺循環と体循環の流れ

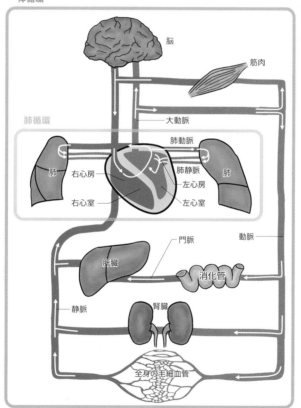

雑賀智也著『人体のキホンと名前の図鑑』（秀和システム刊）より引用

肺動脈は全身からの血液が循環して送られてくるため、血栓や異物、脂肪などによる閉塞が起こりやすくなっています。主に長期臥床やエコノミークラス症候群などは深部静脈に血栓を形成します。その後、血流に乗ることで肺動脈閉塞をきたし、肺塞栓症を生じることがあります。

ベテランナース

全身の循環経路

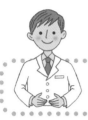

体循環の血管の走行は動脈系と静脈系に分かれます。

✚ 体循環（動脈）の走行

ここでは体循環の走行を説明します。先述の心臓の解剖図（P.11参照）と右に掲載の主な動脈を参照してください。右総頸動脈と右鎖骨下動脈は腕頭動脈から分岐し、左総頸動脈と左鎖骨下動脈は大動脈弓から分岐します。体循環における動脈は、左心室から出る上大動脈を経て、大動脈弓で向きを変えます。左右総頸動脈から頭部へ、左右鎖骨下動脈から上肢へ、下大動脈から腹部へと枝を出します。下大動脈は腹部で腹部大動脈になり、骨盤部で総腸骨動脈から内腸骨動脈と外腸骨動脈に分かれます。

▼主な動脈

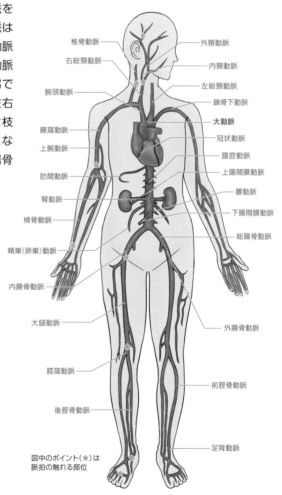

椎骨動脈
右総頸動脈
腕頭動脈
腋窩動脈
上腕動脈
肋間動脈
腎動脈
橈骨動脈
精巣（卵巣）動脈
内腸骨動脈
大腿動脈
膝窩動脈
後脛骨動脈

外頸動脈
内頸動脈
左総頸動脈
鎖骨下動脈
大動脈
冠状動脈
腹腔動脈
上腸間膜動脈
腰動脈
下腸間膜動脈
総腸骨動脈
外腸骨動脈
前脛骨動脈
足背動脈

図中のポイント（★）は
脈拍の触れる部位

雑賀智也著『人体のキホンと名前の図鑑』（秀和システム刊）より引用

体循環（静脈）の走行

　静脈は、上半身からの血液を集める上大静脈と下半身からの血液を集める下大静脈が右心房に流れます。ほぼ動脈と同じところを動脈と並行して静脈も走行しています。

▼主な静脈

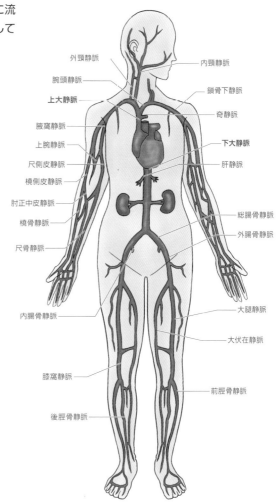

外頸静脈
内頸静脈
腕頭静脈
鎖骨下静脈
上大静脈
奇静脈
腋窩静脈
上腕静脈
下大静脈
尺側皮静脈
肝静脈
橈側皮静脈
肘正中皮静脈
橈骨静脈
総腸骨静脈
外腸骨静脈
尺骨静脈
内腸骨静脈
大腿静脈
大伏在静脈
膝窩静脈
前脛骨静脈
後脛骨静脈

雑賀智也著『人体のキホンと名前の図鑑』（秀和システム刊）より引用

皮下の浅い部分を走行する動脈は脈拍として触知されます。主に、総頸動脈、上腕動脈、橈骨動脈、大腿動脈、足背動脈などが触知部位です。

ベテランナース

血管

血管は構造や機能により「心臓から毛細血管へ血液を運ぶ動脈」「組織との物質交換に関わる毛細血管」「毛細血管から心臓へ血液を戻す静脈」の3つに分けられます。

動脈と静脈

動脈は内膜・中膜・外膜の3層からなります。内膜にある血管内皮細胞から一酸化炭素などの血管拡張物質が放出されます。中膜には平滑筋だけでなく弾性線維が存在しており、血管の収縮に関与しています。動脈は左心室から拍出される血液の圧力に耐えなくてはなりません。そのため、静脈より中膜が厚い構造になっています。

動脈は静脈に比べて高い圧力がかかっているため、流れる血液の速度は速くなっています。

一方、静脈は動脈と異なり低圧で静脈血が流れています。そのため血管壁は薄く、ゆっくりとした血流が逆流しないように静脈弁があります。足先から血流を心臓に戻す際、重力に逆らって戻っていくため、逆流を防止する弁は重要です。緩やかな血液の流れは血管内に血液を溜める役割があります。このことから容量血管と呼ばれています。

▼血管の構造

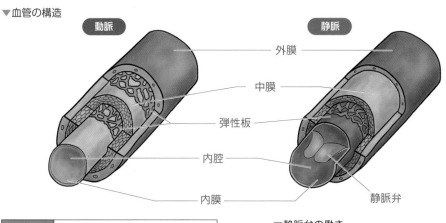

外膜	結合組織でできている
中膜	平滑筋と弾性線維からなる
内膜	内皮細胞と結合組織からなる

▼静脈弁の働き

弁

毛細血管

毛細血管は動脈と静脈をつないでいます。動脈、静脈の末梢は細動脈、細静脈になり、細かく分布していく中で毛細血管になります。毛細血管の壁は物質交換を行うため非常に薄く、内径も赤血球が通過できるくらいの太さになります。この血管壁と組織の細胞膜を介して、血液と細胞の間で物質交換（O_2、CO_2、栄養素、水分など）が行われます。

▼毛細血管について

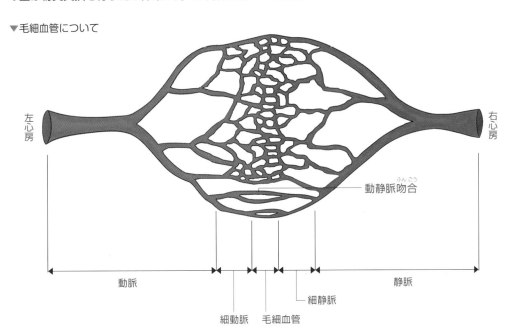

左心房

右心房

動静脈吻合

動脈　　　　　　　　　　　　　　　　静脈

細動脈　　毛細血管

細静脈

雑賀智也著『人体のキホンと名前の図鑑』（秀和システム刊）より引用

血管内での血液分布は、動脈に10％、静脈に70％、心肺に15％、毛細血管に5％となっています。臥位から立位になると約15％の血液が下肢に移動します。血液量としては約600mLになります。

新人ナース

動脈灌流（血液の送り方）

　心臓は収縮と拡張を繰り返し拍動することで、全身に血液を送っています。動脈は弾性があり伸び縮みをするので、末梢の隅々まで血液を運ぶことができます。

　動脈には筋性動脈と弾性動脈があります。筋性動脈は中膜の平滑筋が発達しており、末梢の細い血管に分布しています。交感神経の興奮時には平滑筋が収縮し、血管の内腔が狭くなることで血流量が減少します。一方、副交感神経の興奮時には平滑筋が拡張し、血管の内腔が広くなり血流量が増加します。弾性動脈は大動脈などの太い血管に分布しています。中膜に弾性線維が多く含まれているため、収縮期にはよく伸びて血管内に血液を溜めることができます。この血液の溜め込みのおかげで、心臓からの拍出がない拡張期であっても血管内に血液を流すことができます。

静脈還流（血液の戻り方）

　右心房内の内圧（右房圧）は静脈内の内圧（静脈圧）より低いため、血液は心臓内に流入するしくみになっています。しかし、この圧力差のみでは全身の血液を右心房に戻すことはできません。重力の影響を受ける起立時に末梢の血液を右心房に戻すためには、「呼吸作用」「筋肉運動」「動脈による拍動」「静脈弁の逆流防止作用」が必要です。

・**呼吸作用**：吸気時に胸腔内が陰圧になることで、静脈血は心臓に向かいます。一方、呼気時では、胸腔内圧が上昇します。
・**筋肉運動**：下肢の筋肉が収縮し、筋肉内にある静脈を圧迫して血液を心臓に押し上げます。

・**動脈による拍動**：静脈の近くには動脈が走行しています。静脈周囲にある動脈の拍動によって静脈が圧迫され、血流が促されます。
・**静脈弁の逆流防止作用**：静脈には血液の逆流を防止する弁があります。そのため、血液は逆流せずに心臓に向かって流れます。

▼呼吸作用による静脈還流

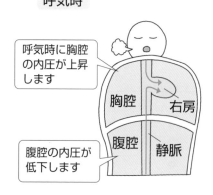

医療情報科学研究所編『病気がみえるvol.2循環器　第4版』（メディックメディア刊）より改変・引用

心臓の血管

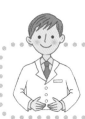

心臓の栄養血管は冠状動脈です。安静時や運動時なども変化なく常に全身の4～5%の血流が配分されています。

冠状動脈

冠状動脈（冠動脈）は心臓の周囲に張り巡らされています。冠状動脈としては、大動脈弁の上方に位置する大動脈洞（バルサルバ洞）から左冠動脈と右冠動脈の2本が分岐しています。

冠状動脈は部位ごとに番号が振られています。心臓カテーテル検査では狭窄、閉塞部位の所見は「＃番号」で表記されます。

▼冠状動脈について

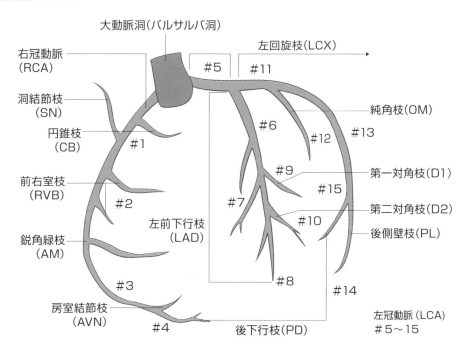

●右冠動脈（RCA）＃1～4

　主に右心に栄養を送る血管です。右心には心臓を動かす刺激伝導系に関する血管（＃1洞結節枝、＃4房室結節枝）が存在しています。この部位が狭窄、閉塞を起こしたときには徐脈性不整脈を起こしやすくなります。

●左冠動脈（LCA）＃5～15

　左心に栄養を送る血管です。＃6～10左前下行枝に狭窄、閉塞を起こしたときには左心室の収縮に大きく影響が出る可能性があります。

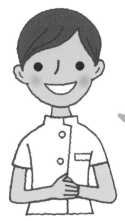

先輩ナース

左心室は、全身に血液を送り出すために筋肉が厚くなっています。筋肉を動かすための栄養や酸素を効率よく運ぶため、左心室は左前下行枝と回旋枝の2本の冠状動脈が栄養血管になっています。冠状動脈が狭くなったり詰まったりすると、心筋が栄養・酸素不足になり十分に動くことができなくなります。これが虚血性心疾患（狭心症・心筋梗塞）です。

刺激伝導系と心電図

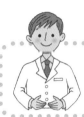

心房にある洞（房）結節が刺激を出し、その刺激が心筋に伝わることで心筋が収縮し、心臓が動きます。刺激の伝わる経路を刺激伝導系といいます。

刺激伝導系の流れ

刺激伝導系は洞（房）結節、房室結節、ヒス束、プルキンエ線維で構成されます。洞（房）結節は心臓のペースメーカーとして規則的な電気刺激を作り出します。心房を伝わった電気刺激は房室結節に集まり、房室結節から電気刺激はヒス束に伝わり、右脚と左脚に分かれます。右脚は心室中隔右室側を通り右心室へ、左脚は前枝と後枝に分岐します。左脚前枝は左室前壁に、左室後枝は後側壁に刺激を与えます。その後プルキンエ線維から心室の細胞へ刺激を伝えます。

❶洞結節→❷前・中・後結節間路→❸房室結節→
❹ヒス束→❺右脚・左脚→プルキンエ線維

▼刺激伝導系

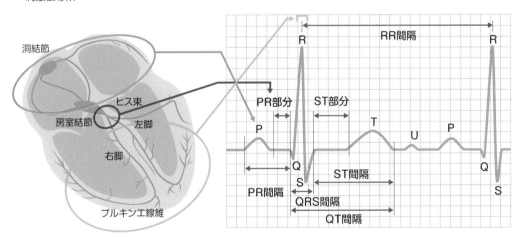

洞結節
ヒス束
房室結節　左脚
右脚
プルキンエ線維

RR間隔
R　　　　　　　　R
PR部分　ST部分
P　　　　　T　U　P
Q　　　　　　　　　Q
S　　ST間隔　　　S
PR間隔　QRS間隔
QT間隔

心電図

心臓は電気刺激を受けて動いています。心電図は心臓を動かしている電気刺激をグラフにして見ることができます。心電図には色々な種類があります。一般的に心電図といわれているのは、標準12誘導心電図です。

● 誘導法

標準的に使用されている12誘導心電図は、胸部誘導と四肢誘導を合わせて12の方向から心臓の電気刺激を観察できます。

胸部誘導は心臓を水平方向から、四肢誘導は垂直に観察しています。例えば心筋梗塞で梗塞部位が心臓の下側だったときには、Ⅱ Ⅲ aVF 方向から見ると梗塞部位がよく観察できます。心電図ではⅡ Ⅲ aVF に異常波形が現れるのです。異常波形を示す心電図の場所から、心筋がダメージを受けていることがわかります。

▼四肢誘導と胸部誘導

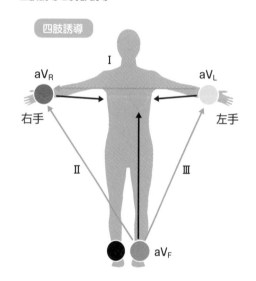

四肢誘導

右手　左手

aVR（赤）右手　　aVF（緑）左脚
aVL（黄）左手　　（黒）右脚

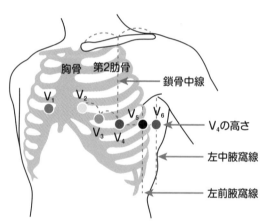

胸部誘導

胸骨　第2肋骨
鎖骨中線
V4の高さ
左中腋窩線
左前腋窩線

V1（赤）第4肋間胸骨右縁
V2（黄）第4肋間胸骨左縁
V3（緑）V2とV4を結んだ線の中央
V4（茶）左第5肋間と鎖骨中線を結んだ交点
V5（黒）V4と同じ高さで左前腋窩線との交点
V6（紫）V4と同じ高さで左中腋窩線との交点

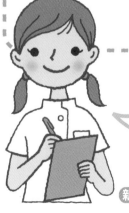

胸部誘導は【あ（赤）き（黄）み（緑）ちゃん（茶）こく（黒）し（紫）】など、語呂合わせで覚えます。

新人ナース

刺激伝導系と心電図

波形は刺激伝導系に関連する心臓の場所を表しています。それぞれの波には名称がついておりP波、Q波、R波、S波、T波、U波があります。まとめてQRS波と呼ぶこともあります。

P波は心房の興奮時に生じる波形、QRS波は心室の興奮時に生じる波形、T波は心室の興奮からの回復期に生じる波形、U波は心室の興奮からの回復期が終了するときに生じる波形です。正常な心電図は洞（房）結節からの興奮が繰り返され、1分間あたり60〜100回の一定のリズムとスピードを保っています。そして、P・QRS・T波形が正しい順番に並んでいます。この波形を正常洞調律といいます。

心電図は誘導によって波形が違います。心電図の波形は電極に向かってくる電気刺激は上向き、遠ざかる電気刺激は下向きに波形が記録されます。

電気刺激は心臓のV_1方向からV_6方向に向かって伝わっていきます。心臓の右側方向にあるV_1から見ると、近づく波である下向きのS波は大きくなり、遠ざかる波である上向きのR波は小さくなります。逆にV_6から見ると、近づく波であるR波が大きくなり遠ざかる波であるS波は見られないこともあります。

心電図の背景は方眼紙になっています。横の目盛りは時間（1目盛りは0.04秒）、縦目盛りは電気の強さ、大きさ（1目盛りは0.1mV）を表しています。

▼心電図の見方

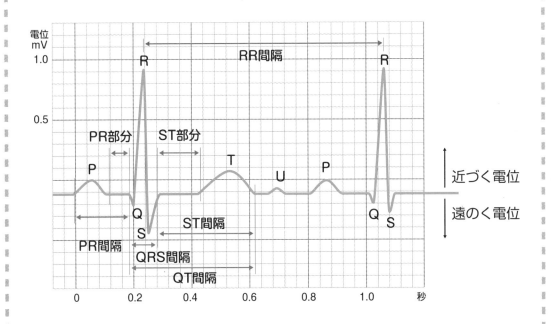

心周期

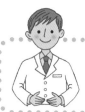

心臓は収縮と弛緩を周期的に繰り返しています。このことを心周期といいます。

収縮期と拡張期

心周期は心房収縮期、等容収縮期、駆出期（拍出期）、等容弛緩期、充満期の5つに分けられます。

●心房収縮期

心房収縮期は心房が収縮する時期です。心房が収縮し心房圧が上昇することで、房室弁が開放されます。房室弁が開放されると、心室内に血液が流れ込みます。

●等容収縮期

等容収縮期は心室が収縮し始める時期です。心室が収縮し心室圧が上昇することで房室弁が閉じます。心音のⅠ音はここで聴取されます。

●駆出期

駆出期は心室圧が動脈圧を超えることで、動脈弁が開放される時期です。動脈弁が開放されると心室から血液が放出されます。

●等容弛緩期

等容弛緩期は心室筋が弛緩して心室圧が低下し、動脈弁が閉じる時期です。心音のⅡ音はここで聴取されます。大静脈から心房に血液が流入すると心房圧が上昇し、房室弁が開放されます。

●充満期

充満期は僧帽弁の開放から左心房収縮までの間の時期です。僧帽弁開放後は左心房から左心室へ血液が流入します。その後、心室容積が増加し左心房圧は弁の開放により一時、下降しますが徐々に上昇します。

▼拡張期と収縮期について

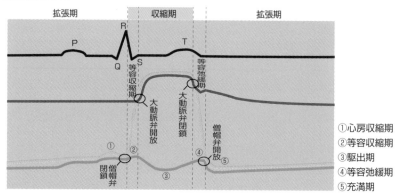

①心房収縮期
②等容収縮期
③駆出期
④等容弛緩期
⑤充満期

血圧

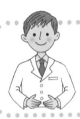

血圧は心臓から送り出された血液が血管壁に与える圧力です。成人の循環血液量は体重の約1/12であり、収縮期と拡張期で変動します。また、収縮期血圧と拡張期血圧の差を「脈圧」といいます。

血圧とは

血圧は、1分間あたりに心臓から拍出される血液の総量「心拍出量」と、血管壁に及ぼす血流の圧「末梢血管抵抗」で算出できます。

「血圧」「心拍出量」「末梢血管抵抗」の関係を水道のホースにたとえてみます。水の流れの強さが一定のとき、ホースを握らなければ水は勢いよく流れることはなく、チョロチョロとしか流れません。ホースを握るとホース内の圧力が増して水は勢いよく出ます。

「水流によってホースにかかる圧力＝血圧」、「水の流れの量＝心拍出量」、「ホースを握ること＝末梢血管抵抗」と考えます。

▼血圧の成り立ち

血圧	＝	心拍出量	×	末梢血管抵抗

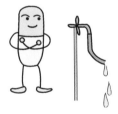

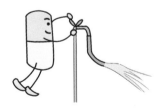

水量(血液量)が多くなる
↓
水(血液)の勢いが強くなる
↓
血圧が高くなる

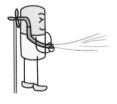

ホース(血管)の抵抗が大きくなる
↓
水(血液)の勢いが強くなる
↓
血圧が高くなる

横山美樹・西村礼子・太田雄馬著『バイタルサインのキホン』(秀和システム刊)より引用

心拍出量とは

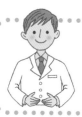

心拍出量は1分間に心臓から送り出される血液量で、1回拍出量は心臓が1回に送り出す血液量です。安静時の1回拍出量は60〜100mL。
心拍出量は[心拍出量＝1回拍出量 (SV) ×心拍数]で表されます。

心拍出量に影響する因子

心拍出量は心拍数と1回拍出量により表されます。1回拍出量は前負荷、心収縮力、後負荷で決まります。

●心拍数

心拍数は1分間に心臓が拍動する回数です。1回拍出量が少なくても心拍数が増えれば心拍出量は維持することができます。ただし、極端に頻拍となれば心臓が十分に拡張せず心室に血液が充満しないので、心拍出量は減少してしまいます。逆に極端な徐脈では心臓の収縮に影響はなく1回拍出量は増加しますが、心拍出量は減少します。

●前負荷

前負荷は、心臓が収縮する直前に心臓に満たされる血液量です。前負荷は容量負荷といわれ、血液の静脈還流量、静脈の緊張度、心房収縮の有無、胸腔内圧によって影響を受けます。

●心収縮力

心収縮力は、心臓が収縮をして血液を送り出す力です。心臓のエコーで心収縮力を評価するときには、左室駆出率 (EF) と左室内径短縮率 (FS) を見ます。

例えば、左室駆出率が低ければ心臓の収縮力が弱いことがわかります。

前負荷と後負荷が同じであれば、収縮力が強いほど1回拍出量は増加します。

●後負荷

後負荷は心臓が血液を送り出す際の抵抗です。左室の後負荷は大動脈圧や末梢血管抵抗です。大動脈圧は血圧になります。右心室の後負荷は肺動脈圧や肺血管抵抗です。

心室はこれらの後負荷に負けず、血液を送り出す必要があります。

後負荷は圧負荷といわれます。

末梢血管が収縮すると血圧は上昇します。心機能が障害されているときには、血管抵抗が増しても、打ち勝つ心収縮力がありません。そのため後負荷の影響を受けやすくなります。後負荷がかかりすぎると、1回拍出量は減少してしまいます。

^{column}

フランクスターリングの法則

　静脈還流量と心拍出量は等しいことを示す「フランクスターリングの法則」があります。心臓のパンプ機能、つまり血液を送り出す能力は、心筋が伸びれば伸びるほど大きくなるという考えです。1回の拍出量は、心臓に戻ってくる循環血液量（前負荷）と心臓から血液を出すときの抵抗（後負荷）、心臓の収縮力で決定します。

　前負荷が増えるほど1回拍出量が増加します。しかし、限度を超えると心臓の負担が大きくなるため、1回拍出量が減少することを示しています。

▼フランクスターリングの曲線

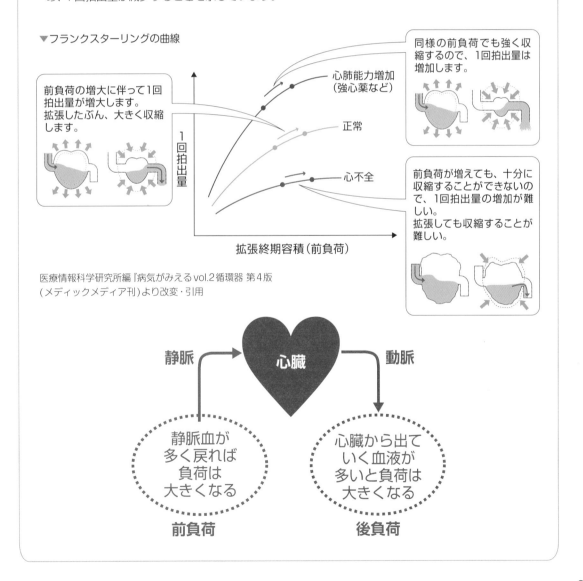

前負荷の増大に伴って1回拍出量が増大します。
拡張したぶん、大きく収縮します。

同様の前負荷でも強く収縮するので、1回拍出量は増加します。

心肺能力増加
（強心薬など）

正常

心不全

1回拍出量

拡張終期容積（前負荷）

前負荷が増えても、十分に収縮することができないので、1回拍出量の増加が難しい。
拡張しても収縮することが難しい。

医療情報科学研究所編『病気がみえる vol.2 循環器 第4版
（メディックメディア刊）より改変・引用

静脈 → 心臓 → 動脈

静脈血が多く戻れば負荷は大きくなる　**前負荷**

心臓から出ていく血液が多いと負荷は大きくなる　**後負荷**

循環調整システム

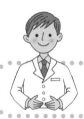

> 血圧をある一定の範囲に保ち、全身の血流を維持することが目的です。

自律神経（交感神経と副交感神経）

心臓は交感神経と副交感神経の二重支配を受けています。交感神経は血圧上昇、副交感神経は血圧低下の働きがあります。

● 自律神経の働き

交感神経が興奮すると、神経末端からノルアドレナリンが放出されます。ノルアドレナリンの作用で心拍数増加、心収縮力増加、血管の収縮が起こります。また、副腎からはアドレナリンが放出されます。アドレナリンは血液によって心臓や動脈に運ばれてノルアドレナリンと同様に作用します。

副交感神経が興奮すると、神経末端からアセチルコリンが放出されます。アセチルコリンは心臓の動きに対し抑制する働きをします。心拍数減少、心収縮力低下、血管の拡張が起こります。

	交感神経	副交感神経
心拍数	↑	↓
心収縮力	↑	↓
血管	収縮	拡張
	⬇	⬇
血圧	↑	↓

反射性循環調節

頸動脈洞と大動脈弓には血圧を感知する圧受容器があります。ここで血圧の変動を感知すると、それぞれ舌咽神経と迷走神経を経て延髄を刺激します。延髄は交感神経の活動を調節して、血圧の変動を修正します。

頸動脈洞と大動脈弓には化学受容器も存在します。酸素分圧の低下と二酸化炭素分圧の上昇に反応して、交感神経を興奮させます。

▼圧受容器と血圧調整

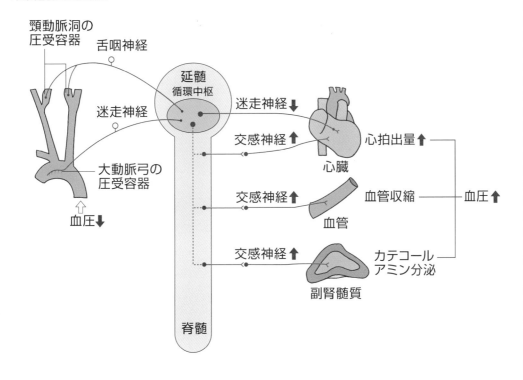

レニン-アンジオテンシン-アルドステロン系（RAA系）

ホルモンを中心とした循環調節のシステムです。反射性循環調節に比べて反応は遅くなりますが、全身の臓器に長時間にわたって作用します。

血圧低下、腎血流量減少に反応して作用します。腎臓から分泌されたレニンはアンジオテンシノーゲンをアンジオテンシンⅠに変化します。次にアンジオテンシンⅠ変換酵素（キニナーゼ）によってアンジオテンシンⅡに変化します。アンジオテンシンⅡは全身の血管を収縮させると共に、

副腎皮質を刺激してアルドステロンを分泌させます。アルドステロンはナトリウム（Na）を体内に貯留させるため、循環血液量が増加します。循環血液量が増加し血圧が上昇すると、レニンの分泌が抑制されてこの系統の働きは低下します。この一連の流れが、レニン-アンジオテンシン-アルドステロン系です。

▼RAA系

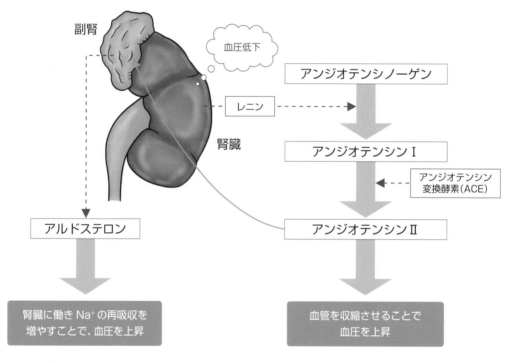

雑賀智也著『人体のキホンと名前の図鑑』（秀和システム刊）より引用

バソプレシン

　循環血液量の低下や血圧の低下を感知すると、下垂体後葉からバソプレシンが分泌されます。バソプレシンは抗利尿ホルモン（ADH）と呼ばれ、腎臓による水の再吸収を促進する作用があります。水の再吸収により循環血液量が増加して、血圧が上昇します。

　浸透圧が過剰に低下するとバソプレシンの分泌は抑制されます。一方、血液の浸透圧が上昇するとバソプレシンの分泌は増加します。

▼体液量調整のしくみ

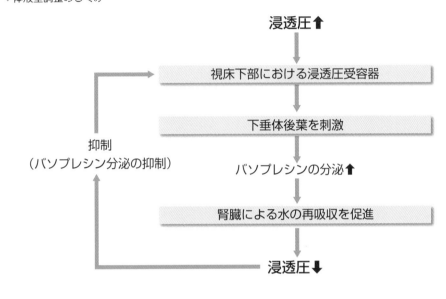

MEMO

chapter 2

循環器疾患で起こる
症状について

・・・

循環器疾患で多い症状と看護のポイントについて学びます。

胸痛

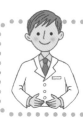

胸痛は胸部の不快感、絞扼感、圧迫感、灼熱感など様々な症状を含めた総称です。胸痛の原因は様々であるため判断が難しい症状の1つといわれています。最も多いとされる疾患は「狭心症」です。

胸痛の出現する疾患

胸痛が出現する疾患は循環器疾患のほかにも消化器、呼吸器疾患などの非循環器疾患、そして軽症から重症まで幅広くあります。

▼循環器疾患

疾患	症状	特徴
狭心症	圧迫感、絞扼感	胸痛、5〜10分締め付けられるような痛み、安静により寛解
心筋梗塞	鋭い痛み	感冒様の前駆症状が見られる、30分以上続く胸痛
大動脈弁閉鎖不全症	圧迫感、絞扼感	安静時や夜間に多い
大動脈弁狭窄症	労作性狭心症様	労作で出現、安静時軽減する
僧帽弁逸脱症	不定	狭心症に類似
大動脈解離	激痛	前胸部から背部への激痛、移動性の疼痛あり
肺塞栓症	圧迫感	呼吸困難

▼非循環器疾患

疾患	症状	特徴
肋間神経痛	表在痛、圧痛	体動や呼気が誘因となる
胃食道逆流症	胸の焼けるような不快感	体位や姿勢などが誘因となる
消化性潰瘍	灼熱感	胃潰瘍→食後 十二指腸潰瘍→空腹時
気胸	呼吸に伴う痛み	やせ型若年男性に多い
胸膜炎	鋭い痛み	咳で増悪する

胸痛の分類

　胸部の中で痛みが発生する部位により、胸膜痛、縦隔痛、胸壁痛などに分けられます。

●胸膜痛

　側胸膜の知覚神経である肋間神経と横隔神経からの疼痛があります。腹部臓器による横隔神経を介した痛みが、肩に放散痛として広がり知覚されることがあります。主な疾患としては、胸膜炎に見られます。

●縦隔痛

　気管、食道、心臓、心膜、大動脈、胸腺、縦郭リンパ節などの臓器からくる痛みです。この痛みを感じる主な疾患は、心筋梗塞、肺血栓症、心膜炎、縦隔炎、急性大動脈解離です。

●胸壁痛

　胸壁の皮膚、筋肉、神経、骨など胸壁に関係する部位からの痛みです。肋間筋痛、肋間神経痛、脊椎神経根痛、肋骨病変などがあり、痛みの原因は炎症、外傷、腫瘍などです。この痛みを感じる主な疾患は、帯状疱疹による肋間神経痛、肋骨骨折などです。

時間経過の分類

　胸痛が発症してからの時間経過により、以下のような疾患が考えられます。

- **急性の胸痛（数十分〜数時間前から）**：心筋梗塞、肺血栓塞栓症、自然気胸、解離性動脈瘤など

- **亜急性の胸痛（数日前から持続）**：心筋炎、心膜炎、肺炎、気管支炎、胸膜炎など
- **反復性、慢性の胸痛**：狭心症、食道疾患など

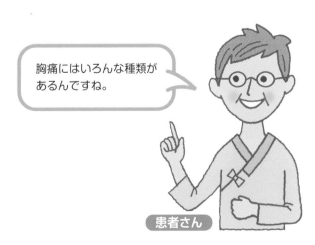

胸痛にはいろんな種類があるんですね。

患者さん

胸痛をきたす主な疾患

緊急性の高い疾患を見逃さないようしっかり鑑別します。

●心筋梗塞

冠状動脈が閉塞し心筋の虚血が起きている状態です。心筋への酸素供給が減少し胸痛が起こります。息苦しさ、胸苦しさ、胸部圧迫感があり30分以上痛みが続きます。

●狭心症

冠状動脈が一過性の閉塞または狭窄を起こし、心筋への酸素供給が不十分になると胸痛発作が起こります。30分以内で収まる胸痛で、前胸部の圧迫、絞扼感があり、労作時や安静時、夜間から朝方に胸痛が起こることもあります。安静やニトログリセリン舌下投与などで消失します。

●大動脈解離

大動脈の中膜で、内層と外層に膜が剥がれ大動脈が裂けてしまうことで胸痛が生じます。激烈な痛みが特徴で、胸痛は背部、腰部の痛みを伴い大動脈に沿って下方へ痛みが移動します。

●肺血栓塞栓症

下肢、骨盤内静脈の血栓塞栓が血流に乗り、肺動脈を閉塞した状態で、突発的に生じます。血管の閉塞によって肺循環障害が起き、酸素交換ができなくなるため致命的な疾患です。素因としては長時間の飛行機、バス、自動車のほか、長期臥床、心疾患、妊娠などがあります。安静状態から身体を動かし始めたときに突然胸痛が生じます。

●気胸

何らかの原因で胸膜腔に空気が流入した状態。肺が膨らまなくなり酸素交換に障害が起きます。気胸は自然気胸、外傷性気胸、医原性気胸に分類されます。吸気時の痛み、患側のみに起こる胸痛が特徴です。緊張性気胸は心拍出量の低下から、頻脈と血圧低下が出現します。

●心膜炎

心膜（心外膜）の急性炎症によって起こります。炎症の原因はウイルス・細菌感染、膠原病などがあります。心膜液が貯留することで心タンポナーデを起こす恐れがあります。胸痛は吸気時に心膜がこすれることで起こり、刺すような鋭い痛みが特徴です。前屈みになったり座位になったりすると痛みは軽減します。

●心筋炎

心筋層に炎症がある状態です。ウイルス・細菌感染、アレルギー、自己免疫疾患が原因です。発熱、全身倦怠感、悪心、食欲不振、胃腸症状などを伴います。

●消化器疾患

膵炎、胆石症、胆のう炎、胃炎、胃潰瘍などの消化器症状でも胸痛を訴えることがあります。逆流性食道炎など胃酸が逆流して起こる疾患では、胸やけのような症状があります。

●神経、筋疾患

帯状疱疹などの胸郭の神経に関わる疾患や、肋間神経痛でも胸痛を訴えることがあります。

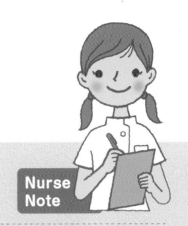

胸部や胸部圧迫感の アセスメント

Nurse Note

　胸痛や胸部圧迫感を起こす疾患は数多くあります。そのためにも、問診や身体症状の観察、検査などを行い、何が原因で症状が起きているのかアセスメントする必要があります。胸痛や胸部圧迫感が出現する疾患には生命の危機に直結する疾患が含まれています。緊急度が高い疾患は「5 killer chest pain」といわれます。①急性冠症候群、②大動脈解離、③肺血栓症、④緊張性気胸、⑤食道破裂、が緊急度の高い5つの疾患です。

看護のポイント

　バイタルサインに変化が見られ、緊急度の高い胸痛の場合は、医師の指示に従い輸液投与や酸素投与を行いながら、原因検索をしていきます。ショック状態に陥らないように治療を行っていきますが、ショック状態になった場合でも早期にこの状態から離脱できるように対応していきます。痛みに対しては鎮痛剤を投与します。

　患者さんは生命の危機を感じているため、不安を緩和し安心を提供できるよう援助します。また、虚血性心疾患であれば緊急の冠動脈造影検査やカテーテル治療を行い、大動脈解離ならば緊急手術などを行う場合があります。スムーズな治療を目指すため、予測をしながら準備・行動することが必要です。

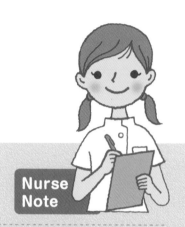

情報収集のポイント

Nurse Note

効果的に情報を得るために、目的を持って問診をする必要があります。

- 痛みの部位：具体的に痛みの場所を聴取します。
  「どこが痛みますか?」「痛みの場所を触ってください」

- 痛みの発生時期：いつから痛むのか、急激に痛みが発生しているなら緊急性が高い可能性があります。
  「いつから痛みますか?」「何をしているときに痛み出しましたか?」

- 痛みの性状：急激な痛みか、数分～数十分持続した痛みなのかを確認します。
  「どのような痛みですか?」「急に痛くなりましたか?」「痛みは続いていますか?」

- 痛みの強さ：痛みの評価ができる状態ならばスケールを使用します。これまでに経験をしたことのない強い痛みの場合は緊急度の高い疾患を疑います。
  「どのような痛みの強さですか?」「今までで一番痛い痛みが10点ならば、今の痛みは何点ですか?」

- 痛みの増悪・寛解：痛みが変化するのか、痛みが変化するならばどの疾患を疑うのか推測します。「どのようなときに痛みが強くなりますか?」「どのようなときに痛みが和らぎますか?」「呼吸で痛みは変化しますか?」「動くと痛いですか?」「硝酸薬を使うと楽になりますか?」

- 関連症状：胸痛以外の症状を確認します。
  「ほかに症状はありますか?」「痛みの場所は広がりますか?」

循環器疾患での呼吸困難

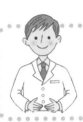

肺もしくは心臓に何らかの原因があって、症状が出ている場合がほとんどです。いずれも生命の危機に直結する疾患が原因となることが多いため、注意が必要です。

心不全による呼吸困難

心不全では心臓のポンプ機能低下から、左房圧が上昇し肺うっ血が起きます。肺うっ血は肺のコンプライアンス低下を招きます。また、肺の間質に余剰となった水分が貯留し、細気管支や肺胞を圧迫することで気道抵抗が上昇し、息切れや呼吸困難を生じると考えられています。心不全の原因としては、虚血性心疾患、心筋症、心臓弁膜症、頻脈性・徐脈性不整脈、心膜炎、心筋炎、先天性疾患と、多くの心疾患が挙げられます。

軽度な心不全の息切れは、労作時に出現します。心不全が進行すると安静時にも呼吸困難の症状が現れます。仰臥位では静脈還流量が増加し、肺うっ血が助長されることで呼吸困難が悪化します。

● **起座呼吸**

仰臥位になると右心系に戻る静脈血が増加することで肺うっ血が生じます。起座位になることで下半身から右心系に戻る血流が減少するため、呼吸が楽になります。

▼起座呼吸

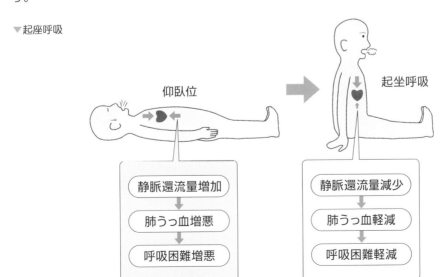

仰臥位

静脈還流量増加
↓
肺うっ血増悪
↓
呼吸困難増悪

起坐呼吸

静脈還流量減少
↓
肺うっ血軽減
↓
呼吸困難軽減

●心不全の重症度判定

　心不全の重症度判定にはNYHA心機能分類が用いられています。

▼NYHA心機能分類（ニューヨーク心臓協会の心機能分類）

Ⅰ度	身体活動に制限のない疾患患者 日常生活における身体活動では、疲労、動悸、呼吸困難や狭心痛が起きない。
Ⅱ度	身体活動に軽度制限のある心疾患患者 安静時には症状がない。日常生活における身体活動で疲労、動悸、呼吸困難や狭心痛が起きる。※Ⅱ度の範囲が広いことから、ⅡS度：身体活動に軽度制限のあるもの、ⅡM度：身体活動に中等度制限のあるもの、に細分化されている。
Ⅲ度	身体活動に高度制限のある心疾患患者 安静時には症状がない。日常生活以下の身体活動で疲労、動悸、呼吸困難や狭心痛が起きる。
Ⅳ度	いかなる身体活動を行うにも症状を伴う心疾患患者 安静時にも心不全や狭心症の症状が存在し、身体活動によって症状が増悪する。

●肺水腫

　重症かつ急性の心不全では、急速に肺うっ血が進行するため肺毛細血管圧が急激に上昇し、肺の間質と肺胞腔に急速に水分貯留が生じます。水分貯留によって低換気になった肺胞を血液が通過しても、血液は十分な酸素化を行えません。そのため呼吸困難、チアノーゼ、低酸素血症を併発します。

看護のポイント

　医師の指示のもとで、酸素投与や薬剤投与を速やかに行います。患者さんの症状や苦痛の緩和をできるように、起坐位など安楽な姿勢を保持できるようにします。息切れや呼吸困難は生命の危機状態です。この状態は患者さんに不安やストレスを与えます。声掛けや付き添いなど精神面のケアは重要です。症状が落ち着いても患者さんはベッド上での安静を強いられることがあります。自由が利かないストレスに対するケアをし、患者さんが前向きに治療に向かえるよう援助します。

動作や労作に時間がかかる、会話が億劫になり活気がなくなるなど、日常生活の変化から症状が発覚することがあります。

先輩ナース

「いつもと違う」は要注意！

　心不全の患者さんの多くは、適切な治療が行われた場合、無症状で過ごしています。この状態は「慢性心不全」や「安定した心不全」といわれます。そのため、患者さんは心不全の状態が悪化し息切れや呼吸困難を訴えることがよくあります。これを慢性心不全の急性増悪といいます。急性増悪の原因には上気道感染や肺炎、尿路感染などの感染症、水分や塩分の摂取過多、薬の飲み忘れ、精神的なストレスが挙げられます。

　高齢者は訴えがはっきりしていなくても、心不全の急性増悪に陥っているときは、「いつもと違う感じがする」「何だか元気がない」と患者さんに接して感じることがあります。医療現場ではこのような気づきが大切です。

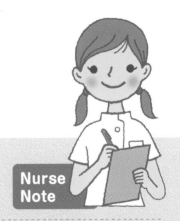

サインをキャッチ

Nurse Note

　息切れ・呼吸困難は生命の危機に直結する症状です。症状が急激に悪化するため、「息が苦しい」というサインをキャッチした際には、速やかに医師に報告し様子を観察する必要があります。まずは、息切れ・呼吸困難の発症の経緯や増悪因子をアセスメントしましょう。苦痛の軽減と安心を与える援助を行いますが、症状の増悪時は患者さんに付き添い、患者さんをひとりにしないよう注意します。これは精神面の援助だけでなく、急変に対応するためにも重要です。

エコノミークラス症候群

　エコノミークラス症候群は、長時間の飛行機での移動や自家用車の中での寝泊まりをしている人に多く見られます。下肢に血栓ができ、心臓を経て肺に送られて肺動脈に詰まることから、肺血栓塞栓症になる状態をいいます。下肢を動かさないと筋肉によるポンプ機能が低下し血流が悪くなり、血栓ができやすくなります。寝たきりや座りっぱなしの状態から、急に動き出すと起こりやすくなります。適切な対応で予防することができるので、予防策に対する情報提供や指導は大切です。

　エコノミークラス症候群の原因となる血栓を予防するためには、以下の①〜⑤を行うのが効果的です。

①ときどき軽いストレッチを行います

②こまめに水分を摂り脱水を防ぎます

③アルコールやカフェインを含む飲料は利尿作用があるので、控えます

④ゆったりとした服装を選択します

⑤椅子に座っているときでも足の運動を行います

▼足の運動で血栓予防

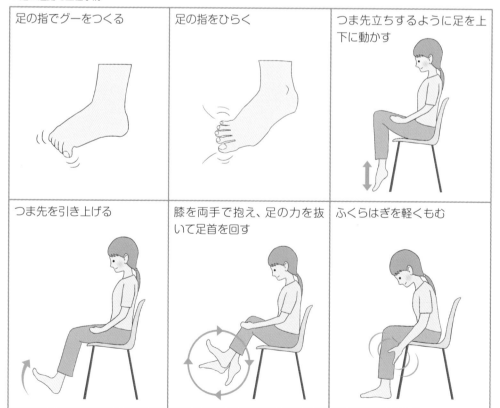

足の指でグーをつくる

足の指をひらく

つま先立ちするように足を上下に動かす

つま先を引き上げる

膝を両手で抱え、足の力を抜いて足首を回す

ふくらはぎを軽くもむ

※できれば1時間に1回程度立って歩きます。

動悸

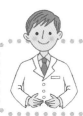

心臓の拍動や鼓動は通常、自覚されません。動悸は心臓の拍動や鼓動、またはその乱れを感じ不快な症状として自覚している状態です。

動悸の主な原因

動悸の原因には①生理的変化、②心臓が原因となるもの、③心臓以外が原因となるものがあります。動悸は「ドキドキする」「脈が飛ぶ」と表現されることが多く、動悸の強さの感じ方には個人差があるので、その訴えと状態の重症度は必ずしも結び付かないことがあります。まずは緊急性が高く生命の危機を伴う動悸なのかどうかをアセスメントすることが必要です。

不整脈による動悸

心拍数の変化や不整脈があると動悸を訴えることがあります。重要な徴候を見逃さないように注意が必要です。

●期外収縮が原因の動悸

「脈が飛ぶ」「脈が乱れる」などと表現されることが多い動悸です。期外収縮は、拍動のタイミングがずれてしまいリズムが乱れることで起こります。ほとんどの場合は心配がなく、症状がなければ治療を必要としません。ただし、心房細動を誘発しやすい「心房性期外収縮」や、心室から刺激が出ている「心室性期外収縮」では、心筋梗塞や心筋症によるものがあるため注意が必要です。

●徐脈が原因の動悸

刺激の発生源である洞（房）結節から正常に刺激が出ない、その回数が異常に少ない、完全に刺激を出さない、異常に少ない刺激数が急激に多くなる、などの種類があります。これらを総称して洞不全症候群といいます。洞不全症候群は、心拍数50回/分以下の洞性徐脈、数秒間心拍が停止する洞停止、心拍数が突然少なくなったり多くなったりする徐脈頻脈症候群に分類できます。徐脈が続くと脳への血流が一時的に減少または停止するため、意識障害を起こすことがあります。この意識消失発作がアダムストークス発作です。

洞（房）結節からの刺激が房室結節付近の障害により正しく伝わらない状態が、房室ブロックです。

房室ブロックはⅠ度、Ⅱ度、Ⅲ度に分類できます。特にⅢ度の房室ブロックは、心房から心室への刺激が完全に途絶えた状態になり、何とか調律を維持しようと心房と心室が独自に動くため徐脈になります。

●頻脈が原因の動悸

発作性上室性頻拍は、心房や房室結節から発作的に刺激が発生し興奮が房室間を行き来する「房室結節リエントリー」によって頻脈となるものです。突然始まり突然終わるため、動悸を自覚します。

心室頻拍は、心室から刺激が発生することで出現する頻拍発作です。心室頻拍では心室だけが頻繁に収縮するため、1回の拍出量が減少し、血圧低下や脳への血流量減少で意識消失発作を起こし、生命の危機になります。心室頻拍は心室細動に移行する危険性があります。

心房細動は、心房から無秩序に電気興奮が発生し、心房全体が細かく震えて心房からのまとまった収縮が得られなくなる状態です。心拍出量が変化するため、発作性心房細動の場合や心房細動出現直後には、動悸や胸部不快、倦怠感などを自覚することがあります。慢性の心房細動は頻脈でなければ、その脈に慣れて自覚症状に乏しくなることがあります。

不整脈以外の心疾患が原因で起こる動悸

不整脈以外の心疾患で、動悸の原因となるものに、弁膜症、心筋炎、拡張型心筋症、肥大型心筋症、心不全などがあります。これらの疾患では心室からの拍出量が多く、代償期に収縮力が増すため心拍出量が増加し、脈圧が上昇します。そのため動悸を自覚します。心不全の場合、心不全初期には息切れ、胸部不快と共に動悸を自覚しますが、心不全が悪化すると、心拍出量が低下するため動悸を自覚しなくなります。

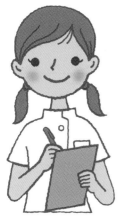

動悸の原因は様々なものが考えられます。情報収集とアセスメントにより、何が原因で症状が出ているのかを理解して、適切な対応を。

新人ナース

心臓以外の原因で起こる動悸

心臓以外の疾患でも、甲状腺機能亢進症、発熱、貧血や薬剤が原因で動悸が起こることがあります。

▼様々な動悸の種類

甲状腺機能亢進症による動悸	甲状腺ホルモンは全身の代謝をコントロールしています。甲状腺ホルモンが過剰に分泌されるとエネルギー代謝が亢進し、末梢の組織で酸素の消費量が増します。そのため心拍出量や心拍数が上昇し、動悸が出現します。
貧血による動悸	貧血は、酸素を運搬する赤血球 (ヘモグロビン) が減少するため、全身の組織に酸素が不足している状態です。心拍出量や心拍数を増して多くの血流を組織に運び、酸素不足を補おうとするので、動悸が出現します。
低血糖による動悸	血中のブドウ糖は全身のエネルギー源です。血糖値が低下するとインスリン抵抗ホルモンであるカテコラミンの分泌が増加し、交感神経刺激症状である動悸が出現します。
嗜好品摂取による動悸	タバコ、コーヒー、お茶、アルコールなどの過剰摂取は自律神経に影響を及ぼし、動悸が出現することがあります。
心因性の症状に伴う動悸	精神的なストレスは交感神経を興奮させます。そのため心拍出量、心拍数の増加により動悸を感じることがあります。
心臓神経症による動悸	心臓に病気がないにもかかわらず、心臓病に対して不安やストレスを感じることで、交感神経が興奮して心拍数が増加し動悸を感じることがあります。

看護のポイント

動悸に対して看護は、治療・処置への援助、心理的援助、誘発因子の除去の3つに注意して行います。

❶**治療・処置への援助**：緊急性が高い場合は、血行動態の改善を図るための治療が行われます。医師の指示に従い、酸素投与、静脈確保、一時ペーシング、薬物療法の準備を行います。血行動態が落ち着いているときには、原因がはっきりするまで治療や検査を継続できるように援助します。

❷**心理的援助**：繰り返す動悸に患者さんは不安や、死に対する恐怖を感じることがあります。患者さんの訴えを傾聴し、患者さんがわかるように状況や治療内容を説明し不安の軽減を図ります。心因性の動悸では、患者さん自身が自覚している不快や苦痛を医療者が傾聴し、理解を示すことで症状が落ち着くこともあります。不安を軽減できるように関わり、援助することが必要です。

❸**誘発因子の除去**：日常生活を把握し、動悸の誘発因子を除去できるように介入します。日常生活の状況とは、生活の状態、勤務状況、睡眠状況、ストレス、喫煙、飲酒、カフェイン摂取量などになります。これらについて聴取し、動悸に関連する誘発因子を把握して指導・介入します。

失神

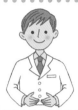
一時的な意識消失発作で、姿勢を保てなくなりますが、その後自然にかつ完全に意識が回復するものを失神といいます。意識消失が一過性で、速やかに意識状態が清明に回復するのが特徴です。浮遊感や悪心、発汗などの前触れ（前駆症状）を伴うことがあります。

✚ 失神が起こる病態と疾患

失神は、何らかの原因で血圧が低下し、脳血流量が一時的に減少することで起こります。失神は大きく①起立性失神、②反射性（神経調節性）失神、③心原性失神の3つに分けられます。中でも

心原性失神は最も危険で緊急性の高い失神です。起立性失神は循環血液量の減少で起きますが、循環血液量減少の程度によっては緊急性が高くなります。

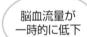
▼脳血流量低下と失神

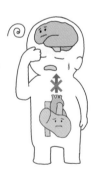

脳血流量が一時的に低下

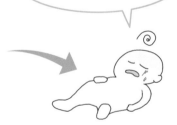

失神：数秒から30秒以内に意識を回復することが多い

✚ 起立性失神

仰臥位から立位になると、血液は胸腔内から腹部臓器や下肢に移動します。心臓へ戻る血液量が減少するため、心臓からの心拍出量が減少し血圧が低下します。通常はこの循環動態の変化に対して交感神経の緊張が増し、血圧を上昇させます。交感神経がうまく働かないときや、循環血液量が

著しく減少したときに起立性低血圧となり失神します。

また、消化管出血や子宮外妊娠による出血など、体内での出血で循環血液量が減少していることがあるため、タール便の有無や妊娠の可能性、月経過多などについて問診での確認が必要です。

反射性（神経調節性）失神

　長時間の立位や座位、疲労、痛み、恐怖などが誘因となります。緊張による心拍数減少と交感神経抑制による血圧低下が原因で、脳血流量が減少することで失神を引き起こします。発作直前に悪心、頭痛、目の前が真っ暗になる、発汗、音が遠くなる、などの前駆症状を自覚することが多く見られます。

心原性失神

　主に心拍出量低下が原因で失神が起きます。原疾患の早期発見と早期治療が必要とされ、未治療のままだと予後不良の可能性が高くなります。肥大型心筋症や大動脈狭窄症での失神は予後不良で、突然死のリスクが高いといわれています。

ベッドから急に立ち上がったときに失神したのは、起立性低血圧によるものだったのですね。

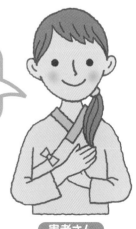

患者さん

看護のポイント

　失神の原因を検索するためには、バイタルサイン、問診、身体所見、12誘導心電図などで評価します。中でも特に重要なのは問診です。既往歴、内服の有無、突然死の家族歴などを聴取します。どのような状況で失神を起こしたのか、本人には意識がないため、できれば目撃した人にも聴取可能ならば聞き取ります。

▼問診での主な聴取内容

	反射性失神を疑わせる情報	心原性失神を疑わせる情報	その他
失神発生時の状況	・立位や座位からの立ち上がり ・首を回した、圧迫した ・排尿中、排尿後 ・排便中、排便後 ・咳嗽中、嚥下直後 ・医療的処置中 ・精神的な緊張、ストレス ・痛み ・人混みなど混雑した状況 ・長時間の立位 ・寝苦しい環境	・仰臥位 ・運動中	
失神前後の症状	・発汗 ・悪心 ・頭痛 ・眼前暗黒感	・胸痛、背部痛 ・動悸 ・呼吸困難 ・前駆症状がない	・頭痛
既往歴		・うっ血性心不全 ・心室性不整脈 ・虚血性心疾患 ・そのほかの心疾患 ・抗不整脈薬内服	・糖尿病 ・精神疾患 ・てんかん ・神経疾患
家族歴		・心臓突然死 ・遺伝的不整脈疾患	

浮腫

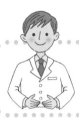

浮腫とは、静脈圧の上昇によって毛細血管内圧と組織圧のバランスを失い、組織間液＊が過剰に増加した状態をいいます。

浮腫とは

浮腫とは、細胞間にある間質に組織間液が過剰に貯留した状態をいいます。浮腫が出現する範囲により、全身性浮腫と局所性浮腫に分けられます。全身性では、うっ血性心不全や腎不全などが原因となり、局所性では、深部静脈血栓症や下肢静脈瘤などが原因となります。

▼浮腫のしくみ

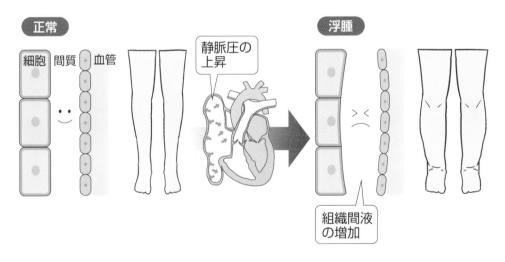

医療情報科学研究所編『病気がみえるvol.2 循環器 第4版』(メディックメディア刊)より改変・引用

＊**組織間液**　血管外の組織細胞の間にある体液。

浮腫の主な原因

浮腫の原因には❶毛細血管静水圧の上昇、❷膠質浸透圧の低下、❸毛細血管透過性亢進、❹リンパ流障害があります。

❶毛細血管静水圧の上昇による浮腫

血管内の静水圧は毛細血管内の血圧のことで、通常は一定の範囲に保たれています。しかし、血管内の水分量が多くなれば、血管内の圧力も上昇するため、水分は血管外に出ようとします。このことから、静水圧が上昇すると浮腫が出現しやすくなります。

血管内の静水圧が上昇する原因としては、静脈系の閉塞、心臓のポンプ機能低下があります。静脈内が何らかの原因で閉塞すると、閉塞した手前の血管内で血流が滞り血管内の静水圧は上昇し、血管外へ水分を押し出す圧力が増すために間質液は増加します。また、心臓のポンプ機能が低下すると末梢の循環が低下し、心臓へ戻るはずの静脈血が停滞し、血管内の静水圧は上昇します。閉塞の場合と同様に血管外へ水分が押し出され間質液が増加します。膠質浸透圧を超えるほど静水圧が上昇すると、間質液の血管内への回収が困難となり浮腫となります。

下肢の深部静脈血栓や肝硬変による、肝臓内静脈閉塞からの門脈圧亢進では、この機序によって下肢に浮腫が生じます。

❷膠質浸透圧の低下による浮腫

毛細血管で循環する血漿の量を調節・維持しているのはアルブミンです。アルブミンはタンパク質です。肝疾患ではアルブミンの合成能障害が起こり低アルブミン血症を起こします。アルブミンが減少すると膠質浸透圧が低下します。血管内の膠質浸透圧が低下すると、浸透圧が高い間質に水分が漏れ出し、浮腫となります。また、ネフローゼ症候群では尿中にタンパク質が多量に排泄されるため、体内のタンパク質が消費されます。低アルブミン血症と同様の状況となり浮腫が出現します。血管の浸透圧にはアルブミンの濃度が大きく関与しているのです。

❸毛細血管透過性亢進による浮腫

体内で炎症反応が起こると、細胞から分泌されるヒスタミンなどの作用で毛細血管や細静脈の血管内皮細胞が収縮して、細胞の間に隙間ができます。この状態を血管透過性亢進といいます。火傷の水疱や虫刺され後の水疱は、細胞の隙間に血漿成分が漏れ出すことで形成されます。

▼浮腫の主な原因

種類	原因	疾患
毛細血管静水圧の上昇による浮腫	静脈圧の上昇により静水圧が上昇することで血漿の流出量が増加します。	心不全 腎不全
膠質浸透圧の低下による浮腫	膠質浸透圧が低下することにより血漿の流出量が増加します。	ネフローゼ症候群 肝硬変
毛細血管透過性亢進による浮腫	炎症によって血管壁の透過性が高まることで血漿の流出量が増加します。	アナフィラキシー アレルギー 蜂窩織炎
リンパ流の障害による浮腫	リンパ管への流入量が障害により低下することで組織間液が増加します。	がん リンパ節郭清後

心臓や腎臓に疾患を持つ患者さんで、水分を摂取しすぎて苦しさを訴える人がいます。

水分の摂りすぎは静水圧を上昇させ、静水圧上昇によって出現した下肢の浮腫は生命の危機にはつながりません。しかし、肺水腫は肺に水分が滲み出ることで、肺胞での酸素化が妨げられてしまいます。酸素化がうまくいかず、血中の酸素濃度が低下するため、息苦しさや息切れの症状が出現します。

ベテランナース

浮腫の看護のポイント

浮腫が局所性か全身性か、圧痕が残る浮腫か残らない浮腫かを見極めることが重要です。浮腫そのものの治療に緊急を要することはありません。浮腫を起こす基礎疾患に対する治療を優先し、そのうえで浮腫の治療として薬物療法、食事療法、安静療法を行います。

疾患によって食事制限の内容は違うので、栄養士と協力しながら食事指導を行います。

浮腫の起きている皮膚は脆弱であり、損傷が起きやすい状態になっています。皮膚の損傷を起こさないようなポジショニング、皮膚の保清・保湿が重要です。また、原疾患の改善によって浮腫も改善されます。治療の経過で浮腫が起きている部位の悪化を起こさないようにケアをします。浮腫の触診方法は後述します（P.70参照）。

浮腫の観察

浮腫が見られた場合、原因や疾患を推測しながらアセスメントを行います。

まずは全身の観察を行い、浮腫のある場所を確認します。臥床している場合、水分は下へ溜まりやすいため、背部や仙骨部などに浮腫を認める場合がありますので、しっかり全身状態を観察します。

浮腫のある場所を母指もしくは示指などで5秒以上しっかりと圧迫します。圧迫を解除した後は圧痕の有無、深さ、元に戻るまでの時間を観察します。

これらをもとに重症度を評価するアセスメントスケールがあります（P.70参照）。

四肢痛

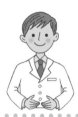

四肢痛は、上肢や下肢のほかにも頸部から上肢にかけての放散痛など様々な症状を呈します。虚血やうっ血が起こることで血管の痛みが生じます。中でも、四肢の痛みが起こる原因の血管疾患は適切な治療が行われないと、下肢の切断や生命の危機の状態になるリスクを持ち合わせています。そのため、原疾患の診断や病状の把握、適切な治療を行うことが重要です。ここでは血管性疼痛について解説します。

四肢痛が起きる病態と疾患

血管性疼痛は、原疾患ごとに特徴があります。❶急性肢虚血は急激に出現する四肢痛があります。❷間欠性跛行は立位や歩行時に出現する下肢の痛みがあります。❸重症虚血肢は潰瘍や壊死を伴う四肢の痛みです。

四肢痛の原因となる血管疾患は、動脈性と静脈性があります。動脈性には急性動脈閉塞症と慢性動脈閉塞症があります。一方、静脈性には下肢静脈瘤、深部静脈血栓症があります。

急性肢虚血

急性肢虚血は、四肢への血流が急激または突発的に減少し途絶えてしまうことで、四肢が虚血状態になる状態をいいます。特に下肢の急性動脈閉塞症は、強い痛みと脱力感を感じます。

急性動脈閉塞症の発症早期の症状は、5Pといわれます。❶痛み（Pain）、❷動脈拍動消失（Pulselessness）、❸知覚鈍麻（Paresthesia）、❹運動麻痺（Paralysis）、❺蒼白（Paleness）です。

これらの発症早期の症状から、時間の経過と共に病状は悪化していきます。水疱形成、皮膚や筋肉の壊死へと進行し、やがて四肢だけでなく全身へと影響が及び、最悪の場合は死に至ります。

急性動脈閉塞症は、血栓症と塞栓症のほかに大動脈解離や外傷が原因となります。

静脈の閉塞である深部静脈血栓症も急激な下肢の痛みや下肢全体の腫脹が見られます。深部静脈血栓症の発生には、静脈のうっ滞、静脈損傷、血液凝固能亢進が関与しています。

急性虚血肢は重症度に合わせて、速やかに外科治療を行うことが原則です。

間欠性跛行

しばらく歩くと下肢の倦怠感や痛みで歩けなくなり、休息をとると症状が改善し再び歩くことができる、という症状が間欠性跛行です。動脈の閉塞や狭窄のために、歩行によって必要となる酸素の供給ができず、下肢の筋肉や組織が酸素不足となって症状が起こります。血管の閉塞や狭窄が原因となる間欠性跛行は、歩行可能な距離が一定で休息をとれば回復することが特徴です。閉塞性動脈硬化症では、70〜80％の患者さんが間欠性跛行を主訴とします。

高齢者や寝たきりの状態では、訴えがはっきりせず、また運動量も多くないため、間欠性跛行の症状がわからないことがあります。

重症虚血肢

慢性動脈閉塞症は、重症になると安静時であっても四肢の血流が維持できない状況になります。安静時疼痛、潰瘍形成、壊死を生じます。この状態は慢性閉塞性動脈疾患の虚血が進行した、血流障害の最終段階です。放置すれば四肢切断となってしまいます。

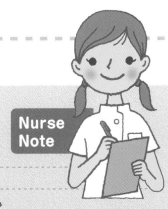

動脈閉塞症

《急性動脈閉塞症》

急性動脈閉塞症は閉塞性と血栓性に分類できます。

- 閉塞性（塞栓症）：多くは心臓で作られた血栓が原因となって、血管の閉塞が起こります。心房細動、僧帽弁狭窄症、大動脈瘤などによって形成された血栓が、末梢の動脈を閉塞させることで発症します。

- 血栓性（血栓症）：動脈硬化や血管炎が原因で、血管内で血栓が形成されます。末梢の虚血状態が急速に発症し、悪化します。

《慢性動脈閉塞》

下肢に起こる慢性動脈閉塞の原因は、閉塞性動脈硬化症やバージャー病が大部分を占めます。閉塞性動脈硬化症は喫煙や高血圧、高血糖、高脂血症などが危険因子です。

上肢に起こる慢性動脈閉塞は、バージャー病、膠原病、胸郭出口症候群、鎖骨下動脈硬化症が原因疾患と考えられています。

Nurse
Note

チアノーゼ

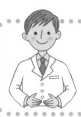

チアノーゼは血中の酸素が不足して、皮膚や粘膜が青紫色に見える症状です。通常、毛細血管内の血液中の還元ヘモグロビン（酸素と結合していない）量が5g/dL以上に増加した際に出現します。

チアノーゼが起きるしくみ

チアノーゼは口唇、口腔粘膜、鼻尖、耳たぶ、指先、爪床（爪の下）に見られます。これらの部位は毛細血管が多く皮膚の表面が薄いので、毛細血管を流れる血液が透けて見えるためです。酸素と結合していない還元ヘモグロビンは暗赤色をしています。

血中に含まれるヘモグロビンは、赤い色素と鉄イオンを含む「ヘム」と「グロビン」というタンパク質が結合したものです。ヘモグロビンは静脈を通り、肺で酸素を受け取って酸化ヘモグロビンになり、酸化ヘモグロビンは動脈を通り、末梢組織に運ばれます。末消組織で酸素を供給し、還元ヘモグロビンとなります。還元ヘモグロビンが血中に5g/dL以上になるとチアノーゼが出現します。

看護のポイント

チアノーゼの出現状況や出現部位を観察し、原因疾患は何かアセスメントします。中枢性チアノーゼか末梢性チアノーゼかを判断し、それぞれの状態に応じた適切な処置・看護を行います。

チアノーゼの分類

　チアノーゼは中枢性チアノーゼ、末梢性チアノーゼ、異常ヘモグロビンによる血液性チアノーゼに分類されます。

▼チアノーゼの分類

分類	チアノーゼの原因	原疾患
中枢性チアノーゼ 酸素 還元ヘモグロビンが多い	肺胞低換気 換気血流比不均衡 拡散障害	呼吸窮迫症候群 重症肺炎 間質性肺炎 肺気腫 COPD 気管支炎
肺で血液の酸素化が十分に行われず、動脈血酸素飽和度の低下によってチアノーゼが出現します。チアノーゼは局所ではなく、全身に現れるため全身性チアノーゼといわれます。呼吸機能の障害や先天性の心疾患などが原因となります。 登山中など、標高が高く酸素が少ない環境にいるときに中枢性チアノーゼが出現することもあります。	先天性心疾患 アイゼンメンゲル症候群	ファロー四徴症 完全大血管転位症 心室中隔欠損症 大動脈管開存症
	肺胞内酸素分圧低下	高地環境
末梢性チアノーゼ 酸素 酸素が来ていません	末梢循環障害	低心拍出症候群 寒冷暴露 低血糖 レイノー現象 赤血球増多症
低心拍出量あるいは寒さや冷たい水にさらされることで、四肢の末梢に循環障害が起き、チアノーゼが生じます。末梢の毛細血管で血流が減少し、血流の速度が遅くなるため、指、爪、鼻尖などの末端部にチアノーゼが出現します。	動脈閉塞性疾患	動脈性閉塞症 血栓性動脈炎 閉塞性動脈硬化症
	静脈閉塞性疾患	静脈瘤 血栓性静脈炎
血液性チアノーゼ ヘモグロビンの異常によって、チアノーゼが出現するものが血液性チアノーゼです。多くの場合は、血液中に酸素を運搬することができないメトヘモグロビンが増える、メトヘモグロビン血症が原因といわれています。	異常ヘモグロビン	メトヘモグロビン血症

ショック

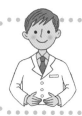

ショックは全身性の循環不全により、生命維持に必要な臓器に機能障害が生じている状態を指します。臓器への血流が維持できず、細胞の代謝障害や臓器障害が起こり生命の危機に至る急性の症候群です。

ショックの全般に見られる症状と所見

血圧は収縮期血圧90mmHg未満、もしくは通常血圧より30mmHg以上の血圧低下が見られ、循環血液量の減少を示す意識障害、乏尿、四肢冷感、チアノーゼが出現します。ショック時に現れる徴候とは❶ショックの5P（蒼白、虚脱、脈拍微弱、冷汗、呼吸障害）と❷意識レベル低下、❸尿量減少（20mL/h以下）です。

▼ショックの5Pと徴候が起こる要因

ショックの5P	徴候が起こる要因
蒼白 Pallor	交感神経が緊張することで、末梢血管が収縮する
虚脱 Prostration	脳血流量の減少で、落ち着きのなさ、多弁、不穏、うつろな表情、反応の遅さ、傾眠が生じる
脈拍微弱 Pulselessness	心拍出量の減少に伴い、微弱で速い脈になる
冷汗 Perspiration	交感神経が緊張することで、冷たくじっとりとした汗をかく
呼吸障害 Pulmonary insufficiency	組織の低酸素化や代謝性アシドーシスで、浅く速い呼吸になる

ショックの分類

それぞれのショックは初期の段階ではその病態によって、循環動態への影響は異なります。病状が進行すると心拍出量が低下し、全身の血液分布のバランスが保てなくなり、多臓器不全に移行します。この経過はどのショックも同じです。

ショックには、循環血流量減少性ショック、心原性ショック、心外閉塞・拘束性ショック、血液分布異常性ショックがあります。それぞれの特徴は以下のとおりです。

▼ショックの分類と特徴

ショックの分類	原疾患と特徴
循環血流量減少性ショック	出血、脱水、腹膜炎、熱傷が原因 大量出血や脱水によって血液や体液が失われる。心拍出量低下、血管抵抗性が増し血圧が低下する。
心原性ショック	心筋梗塞、弁膜症、重症不整脈、心筋炎、心筋症が原因 心臓のポンプ機能が障害され循環血液量が減少。心拍出量低下、血管抵抗性が増し血圧が低下する。
心外閉塞・拘束性ショック	肺血栓症、心タンポナーデ、緊張性気胸が原因 心臓の拡張障害が起こり、静脈還流量が減少。心拍出量が維持できなくなる。
血液分布異常性ショック	アナフィラキシー、脊髄損傷、敗血症が原因 細菌が持つ毒素、アレルギー反応、自律神経系の失調により循環血流量が減少し血圧が低下する。

看護のポイント

ショック時は患者さんの状態が刻々と変化します。その変化を見逃さず、現在置かれている状態をアセスメントすることが必要です。バイタルサインやモニター類の観察、各種の処置を行いながら常にフィジカルアセスメントを行います。適切な状況判断が求められるので、まずは、ショックの状態からその種類を明らかにすることが必要です。ショックの種類によって、採用する治療方針や薬剤の選択が変わります。また、観察により状態の変化を予測して対応できる状況にすることで、病状の重篤化回避につながります。

観察のポイントは、ショックの5P「蒼白」「虚脱」「脈拍微弱」「冷汗」「呼吸障害」です。

MEMO

chapter 3

循環器の検査について

循環器疾患に対して行われる検査について学びます。

フィジカルアセスメント

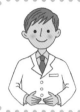

フィジカルアセスメントとは、問診、視診、聴診、打診、触診などから情報を集め、患者さんの健康上の問題を評価することです。循環器系の疾患は生命危機に直結する場合があるため、状態の把握と今後の予測をすることは重要です。

問診

問診は、患者や家族との会話を通して情報収集をする手段です。来院に至る経緯や、既往歴、家族歴などを聴取します。状況によっては患者さんを取り巻く家族の人たちにも聴取することがあります。

▼問診で聴取する内容

情報収集の項目	聴取する内容
基本情報	住所、氏名、年齢、生年月日、電話番号、職業、緊急連絡先、身長、体重、ADL
現病歴	発病から現在までの経過、症状への対処行動、現在かかっている疾患、使用中の薬物
既往歴	これまでにかかった病気、入院歴、手術歴、輸血歴、アレルギーの有無、予防接種歴
家族歴	家族構成、家族の年齢、死亡年齢と死因、健康状態
生活歴	喫煙歴、飲酒歴、睡眠・運動の状況、食事状況、仕事内容、生活、趣味、経済状況

看護のポイント

年齢、性別、置かれている状況に合わせて適切な言葉で話します。専門用語はなるべく避け、聴取した患者さんの言動はそのまま記録することが望ましいです。患者さんが異常と感じていない場合があるため、症状や徴候を見逃さないよう注意深く観察していきます。

触診

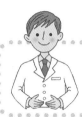

触診は、直接患者さんに手で触れて皮膚の表面や内部の状態を把握します。目的に応じて触診方法は異なります。

頸動脈

　頸動脈は、左室から送り出されている動脈血が大動脈を介して流れています。そのため、頸動脈の触診は心臓の状態をアセスメントするうえで重要です。特に一次救命処置(BLS)時に行うことが多く、ショック時の確認で役立ちます。示指、中指で甲状軟骨を確認し、手前に引くように指をずらします。胸鎖乳突筋の内側で、頸動脈の怒張と拍動の有無を確認します。怒張や拍動を確認することで、循環血流量や中心静脈圧の推定ができます。

▼頸動脈確認の触診部位

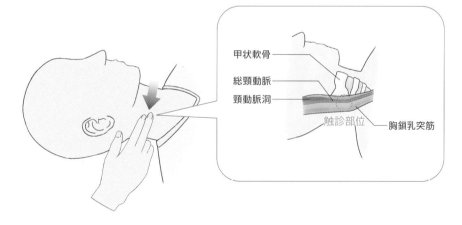

甲状軟骨
総頸動脈
頸動脈洞
触診部位
胸鎖乳突筋

看護のポイント

　ベッドを45度挙上し、頸動脈の怒張と拍動が確認できた地点から胸骨角までの距離を測定し、測定値に5㎝を加算するとCVP（中心静脈圧）の推定ができます。

$$中心静脈圧(cmH_2O)＝5＋経静脈最高点と胸骨角の距離(cm)$$

頸動脈の怒張や拍動が確認できないとき

　頸動脈の怒張や拍動が確認できないときは、脱水や出血が疑われます。循環血液量が減少していると頸動脈の怒張・拍動は確認できません。中心静脈圧（CVP：Central Venous Pressure）が9.5cmH$_2$O以上ある場合は、右心房圧が上昇している恐れがあります。右心房圧上昇は、右心不全や胸腔内圧の上昇が疑われます。

▼中心静脈圧の正常と異常

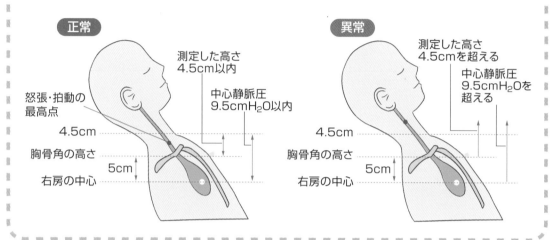

中心静脈圧とは

　中心静脈圧は、中心静脈内にカテーテルを挿入して測定します。カテーテルの先端は右心房付近にあり、この部分の圧力を中心静脈圧といいます。中心静脈圧の正常値は5～10cmH$_2$Oです。右心機能や循環血流量などがわかります。正常値より圧が低ければ、出血や脱水、血圧低下やショックを示します。正常値より圧が高ければ、輸液や輸血の過剰投与、昇圧剤の影響、心不全を示します。

爪床

爪床圧迫テスト（ブランチテスト）では、下図に示すように、爪床を圧迫し、圧迫を解除した際に白くなった爪に赤みが戻るまでの時間（毛細血管再充満時間）を計測します。

毛細血管充満時間を測定することで、末梢の血流が維持できているか評価することができます。救急の現場ではトリアージに、集中治療の現場ではショックの評価に使用します。

▼爪床の検査の手順

1. 患者さんの爪を5秒程度圧迫します。
2. 圧迫を解除します。
3. 圧迫によって白くなった爪に赤みが戻るまでの時間を測定します。

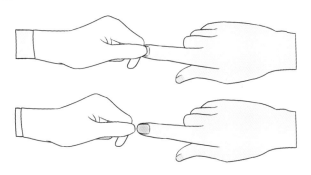

・正常：2秒以内に赤みが戻る
・異常：2秒以上赤みが戻らない
　異常時はショック、脱水、末梢循環不全などを疑います。

看護のポイント

圧迫時間は5秒となっていますが、厳密な規定はありません。少なくとも3秒以上圧迫します。検査結果は年齢や温度、明るさ、測定部位、圧迫時間によって影響を受けるため注意が必要です。圧迫する部位は手足共に、第1指が推奨されています。

ホーマンズ徴候

　足部を背屈させると腓腹部に痛みが生じることをホーマンズ徴候といい、深部静脈血栓症の判断に用いられます。ただし、深部静脈血栓症があっても必ずホーマンズ徴候があるわけではないため、あくまで判断材料の1つとして考えます。

▼ホーマンズ徴候の確認

❶仰臥位とし、足先は把持しながら膝をやや屈曲させます。

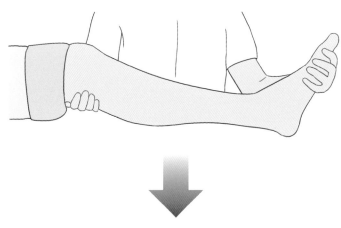

❷足関節を背屈して腓腹部に痛みがある場合は陽性になります。

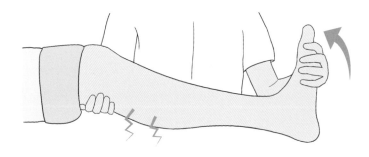

皮膚の温度

血流が維持されていると、体は温かみを帯びます。血流障害が生じると皮膚の温度は低下します。手足の先などの末梢になるほど血流は悪くなり皮膚温は低下します。

● **皮膚温の触知方法**

温冷感に敏感なのは手背です。手背を上肢、下肢に当てて末梢から中枢に向かってなでるように触知します。左右同時に触診します。

▼手背で温冷感を触知する

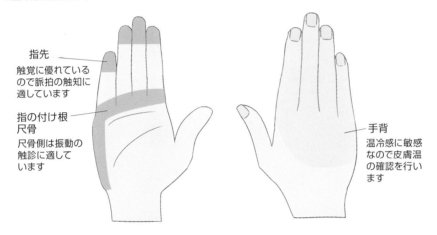

指先
触覚に優れているので脈拍の触知に適しています

指の付け根
尺骨
尺骨側は振動の触診に適しています

手背
温冷感に敏感なので皮膚温の確認を行います

▼皮膚温触知の例

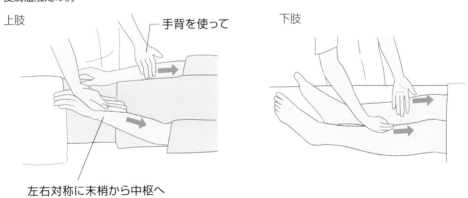

上肢　　　手背を使って

下肢

左右対称に末梢から中枢へ

看護 のポイント

皮膚温に左右差がある場合、冷感のある側に動脈狭窄や閉塞などの循環障害が起きていることが考えられます。左右共に冷感がある場合は、心不全やショックによる循環不全が考えられます。

敗血性ショックでは、初期の症状で炎症反応による末梢血管抵抗の低下や心拍出量の増加が起こるため、末梢の冷感はありません。この状態をウォームショックといいます。

脈拍触知

　心臓から送り出される血液の拍動は指先で感知します。血管を通過する圧力が高く、血管壁と触知部位が短いほど、脈拍の触知はしやすくなります。

▼脈拍を触知可能な動脈（P.16参照）

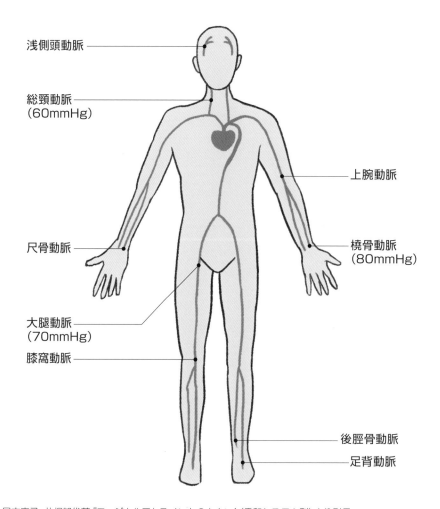

- 浅側頭動脈
- 総頸動脈（60mmHg）
- 上腕動脈
- 尺骨動脈
- 橈骨動脈（80mmHg）
- 大腿動脈（70mmHg）
- 膝窩動脈
- 後脛骨動脈
- 足背動脈

横山美樹・足立容子・片桐郁代著『フィジカルアセスメントのキホン』（秀和システム刊）より引用

●橈骨動脈の触知

　意識障害、冷汗、顔面蒼白などショックの兆候が見られるときには、橈骨動脈の触知を速やかに行います。橈骨動脈で触知ができれば推定の血圧は80mmHg以上と考えることができます。橈骨動脈の触知ができないときには、ショック状態と判断されるため緊急処置を行います。

●総頸動脈の触知

　呼びかけへの反応がまったくなく、総頸動脈で脈拍の触知ができないときは心停止と判断します。蘇生処置拒否でなければ直ちに心肺蘇生を行います。

脈拍触知の方法

脈拍触知は以下の手順で行います。

❶体の表面から触知可能な動脈の部位に、示
　指・中指・環指を置きます。

❷脈拍数の測定を1分間行います。

❸脈拍の有無は10秒以内で確認します。

▼脈拍の測定方法

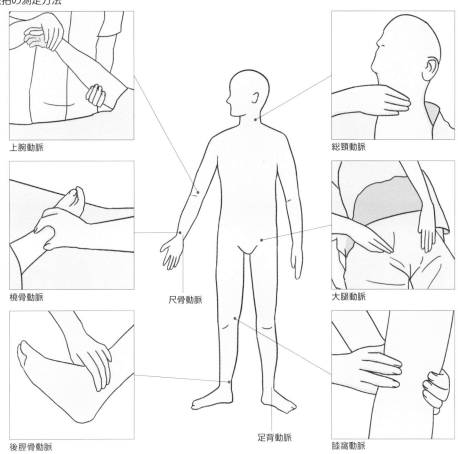

上腕動脈

橈骨動脈

尺骨動脈

後脛骨動脈

足背動脈

総頸動脈

大腿動脈

膝窩動脈

横山美樹・西村礼子・太田雄馬著『バイタルサインのキホン』(秀和システム刊)より引用

看護のポイント

　左右の動脈を触知して左右差がある場合には、脈拍が弱い側で、触知した部位より中枢側に血管の狭窄があると考えられます。頸動脈は左右同時に圧迫すると脳血流量の低下を招くため、必ず片方ずつ触知します。頸動脈を圧迫しすぎると迷走神経反射が起き、徐脈、めまい、意識消失を起こします。そのため、圧迫に力をかけず注意して触診することが必要です。

浮腫

浮腫は毛細血管静水圧の上昇、膠質浸透圧の低下、毛細血管透過性亢進、リンパ流障害によって、細胞間質に細胞外液が過剰に貯留した状態です。右心不全による全身の静脈血うっ滞や、深部静脈血栓症による下肢静脈血のうっ滞があると、静水圧の上昇により浮腫が出現することが多く見られます。

●**浮腫の触診方法**

評価したい部位を指の腹で5秒以上圧迫する。圧迫を解除した後、圧痕の深さと元に戻るまでの時間を観察します。

▼浮腫の触診とアセスメント

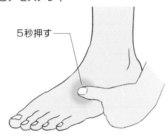
5秒押す　指跡が残る
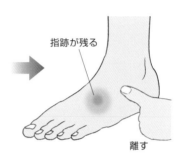
離す

▼浮腫の評価スケール

スケール	1+	2+	3+	4+
圧痕の深さ	2mm	4mm	6mm	8mm
元に戻るまでの時間	すぐ	10～15秒	1分以上	2～5分

横山美樹・西村礼子・太田雄馬著『バイタルサインのキホン』(秀和システム刊)より引用

看護のポイント

臥床している患者さんは重力によって仙骨や背部に浮腫を生じることがあります。見落としやすく、褥瘡などの皮膚損傷を起こしやすい部位なので、注意して観察する必要があります。眼瞼、手背、陰嚢などは組織圧が低いため浮腫が発生しやすい場所です。肥満の患者さんは皮下脂肪が多いので、皮下脂肪がつきにくい腓骨前面が浮腫の観察に適しています。

聴診

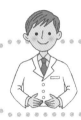

聴診は音の高さや強さ、持続時間、性質などを聴取します。身体内部で発生する音を聴き、状態を推測していくことが大切です。

心音

心音は心臓の弁が閉じるときに生じる音です。

心臓には4つの弁（大動脈弁、肺動脈弁、三尖弁、僧帽弁）があります。大動脈弁と肺動脈弁を動脈弁、三尖弁と僧帽弁を房室弁といいます（P.13参照）。大動脈弁と肺動脈弁、三尖弁と僧帽弁はそれぞれほぼ同時に閉じます。心音は房室弁

が閉じるⅠ音と動脈弁が閉じるⅡ音の2つの音を聞き分けます。心音を「ドックン」と表現するなら「ドッ」がⅠ音、「クン」がⅡ音となります。異常心音はⅢ音とⅣ音、心雑音があり、弁膜症などで聴取されます。

▼心音と病態の関連

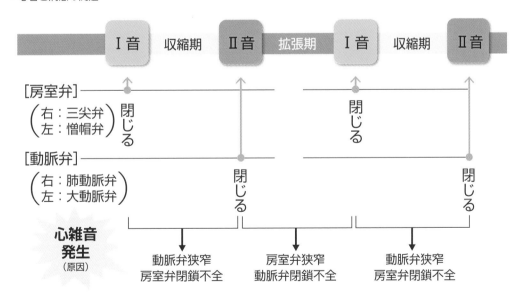

心音の聴取方法

　聴診を行う聴診器には、主に膜型とベル型があります。特徴として、膜型は高音を聴取しやすく、ベル型はすべての音を聴取することができますが、特に低音を聴取するときに用いられます。

以下の手順で心音聴取を行います。

1. 聴診器を使用して上から下の方向（心基部から心尖部）へ聴診します。
2. 心臓の4つの弁の音が聞こえる位置と、4つの弁の音がバランスよく聞こえる位置（エルブ領域＊）の5か所に聴診器を当てて聴診します。

▼心音聴取のための4領域

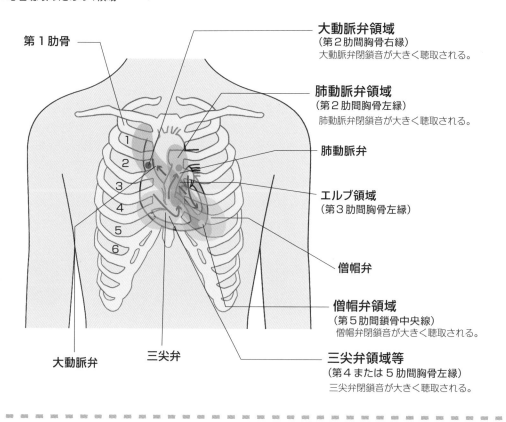

第1肋骨

大動脈弁領域
（第2肋間胸骨右縁）
大動脈弁閉鎖音が大きく聴取される。

肺動脈弁領域
（第2肋間胸骨左縁）
肺動脈弁閉鎖音が大きく聴取される。

肺動脈弁

エルブ領域
（第3肋間胸骨左縁）

僧帽弁

僧帽弁領域
（第5肋間鎖骨中央線）
僧帽弁閉鎖音が大きく聴取される。

三尖弁領域等
（第4または5肋間胸骨左縁）
三尖弁閉鎖音が大きく聴取される。

大動脈弁　　三尖弁

看護 のポイント

　Ⅰ音とⅡ音を聞き分けることが必要です。心基部ではⅡ音が、心尖部ではⅠ音が強く聞こえます。心雑音があってⅠ音とⅡ音が聞き分けにくいときには、頸動脈の触知を同時に行うと、Ⅰ音の直後に脈が触れるので目安になります。

　心音は雑音の有無だけでなく、心音のリズムや音の強さも聴取します。

＊**エルブ領域**　大動脈弁領域と肺動脈弁領域が重なる領域をエルブ領域といいます。

頸動脈雑音の有無

頸動脈は動脈硬化が進行しやすい部位です。頸動脈雑音が聴取された場合、動脈硬化の進行で血管が狭窄している可能性が考えられます。

● **頸動脈の聴診方法**

外頸動脈と内頸動脈の分岐点にあたる下顎角から約2cm下の位置に、聴診器を当てます。

▼聴診器を当てる部位

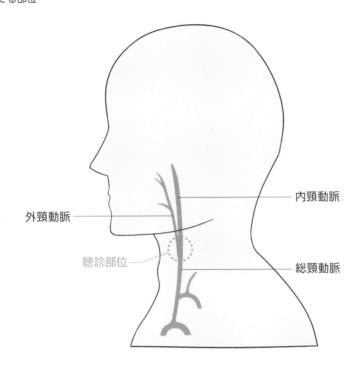

内頸動脈

外頸動脈

聴診部位

総頸動脈

看護 のポイント

正常な場合はI音とII音がかすかに聞こえます。雑音が聴取される場合は、風が吹きつけるような「ピュイ」「ヒュイ」という音が連続して聴取されます。

聞き取りにくいときには、患者さんに息止めをしてもらうと聴取しやすくなります。

血圧測定法

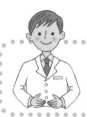

血圧は循環動態を反映しています。重要な指標となるので、正しく測定しましょう。

血圧測定

　血圧は、心臓から全身に送り出された血液による血管内の圧力です。測定した血圧値は、心臓の収縮力、拍出力や動脈壁の弾性を判断し、循環機能を評価する重要な指標となります。血圧には収縮期血圧と拡張期血圧があり、心臓が収縮するときの血圧を収縮期血圧または最高血圧、拡張するときの血圧を拡張期血圧または最低血圧といいます。

　血圧測定の方法には、動脈に直接カテーテルを挿入して血圧を測定する観血的測定法と、マンシェットを使用して皮膚の上から測定する非観血的測定法があります。非観血的測定法で用いる血圧計を以下に示します。

▼血圧計の種類

アネロイド型血圧計	電子血圧計	水銀血圧計
聴診が必要です。ショック時や低血圧時などは触診で測定を行います。	聴診器は使用せず、マンシェットに圧センサーが装着されています。上腕用、手首用などがあります。	測定値の誤差が少ないとされていますが、環境汚染や有害性などの問題があるため近年は使用されていません。

非観血的測定法の種類

　アネロイド型血圧計による非観血的血圧測定には「聴診法」と「触診法」があります。触診法で測定する収縮期血圧は、末梢に伝わる脈波が弱いので、聴診法の値よりも少し低めになります。

▼聴診法と触診法

聴診法	触診法
・日常的に行われる血圧測定法。 ・収縮期血圧と拡張期血圧を測定できます。 ・マンシェットの圧が収縮期血圧を下回るとコロトコフ音が聴こえ始めます。コロトコフ音が消失する拡張期血圧まで測定します。	・マンシェットの圧が収縮期血圧を下回ると末梢側の脈拍が触れます。 ・収縮期血圧のみ測定できます。

マンシェット
（ゴム嚢_{のう}）

トッ、トッ

上腕

血流

上腕動脈

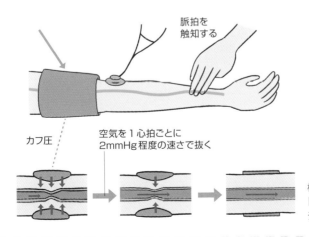

脈拍を
触知する

カフ圧

空気を1心拍ごとに
2mmHg程度の速さで抜く

横山美樹・西村礼子・太田雄馬著
『バイタルサインのキホン』(秀和システム刊) より引用

聴診法

聴診法による血圧測定は以下の手順で行います。

❶患者さんの体格や年齢に合わせたマンシェットや聴診器を準備します。
・マンシェットの中のゴム囊のサイズが適切なものを選択します。
（適切なサイズは、マンシェットの幅が上腕周囲の40%程度になります）
・一般的なゴム囊の幅は12～14cmが適切といわれています。

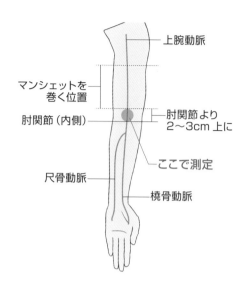

上腕動脈

マンシェットを
巻く位置

肘関節（内側）

肘関節より
2～3cm 上に

ここで測定

尺骨動脈

橈骨動脈

❷袖をまくり上げる際に、袖口がきつくなり上腕を圧迫しないようにします。圧迫してしまいそうな場合は、測定側の衣服を脱いでから実施します。

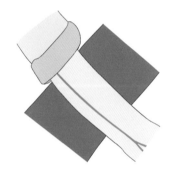

❸上腕にマンシェットを巻きます。
動脈に均等な圧をかけるために、肘関節より2～3cm上側を巻きます。

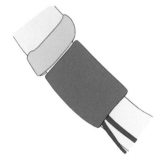

❹マンシェットを巻いたら、上腕とマンシェットの隙間に指が2本入る強さであるか確認します。
その際、マンシェットを巻いた上腕の高さと心臓の高さが同じになるように調整します。
マンシェットの高さによって血圧の数値には変動があります。心臓よりも腕が高い場合、血圧値は低く出ます。一方、心臓よりも腕が低くなると血圧値は高く出ます。

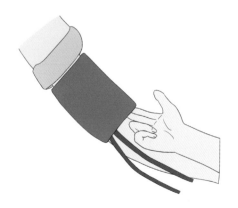

❺上腕動脈を触知した後、その部位に聴診器を当
てます。
患者さんには、測定中に動いたり話をしたりす
ると正確な血圧が測定できないことを伝えま
す。

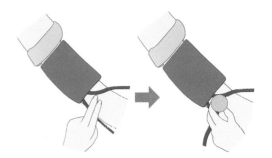

❻カフを握りマンシェットに空気を送ります。
触診法（P.78参照）の推定値よりさらに20〜
30mmHg加圧します。

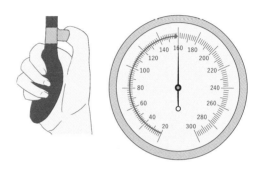

❼カフを緩めてマンシェットの中の空気をゆっく
り抜き、減圧します（1秒間に2〜3mmHgが目
安）。

❽減圧をしてコロトコフ音＊が聞こえ始めた値が
収縮期（最高）血圧となります。

❾さらに減圧をしてコロトコフ音が消失した値は
拡張期（最低）血圧となります。

血圧測定は「決まった時間」「部位」「巻き方」に注意します。血圧は
夜間睡眠時に低く、日中の活動時は高くなります。そのため、毎回
決まった時間に測定します。なお、食事、入浴、運動後は血圧の変
動に影響があるので、1時間程度あけてから測定しましょう。

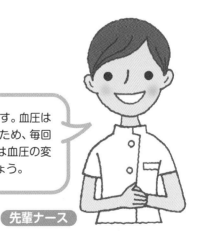

先輩ナース

＊ **コロトコフ音** 　血管を締め付けた際に、血液が心臓の拍動に合わせて断続的に流れるときに発生する血管音です。

触診法

　触診法による血圧測定は以下の手順で行います。

❶～❹聴診法の手順と同じです。

❺橈骨動脈を触知します。利き手と反対側の手指
　（示指・中指・環指）で行います。

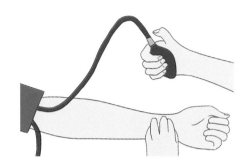

❻送気球の排気バルブを締めて70mmHgくらい
　まで一気に加圧します。その後は10mmHg程
　度ずつ脈が触れなくなるまで加圧します。脈が
　触れなくなったらさらに20mmHg加圧しま
　す。

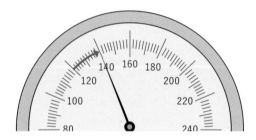

❼目盛りを見ながら排気バルブを緩めて1秒1目
　盛りずつ排気していきます。脈拍が触れたとこ
　ろを収縮期血圧として目盛りを読み取ります。
　その後、排気バルブを全開放してマンシェット
　の空気を排気します。

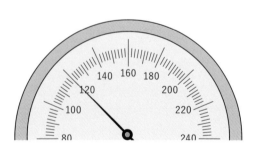

▼血管音の相（スワンによる分類）

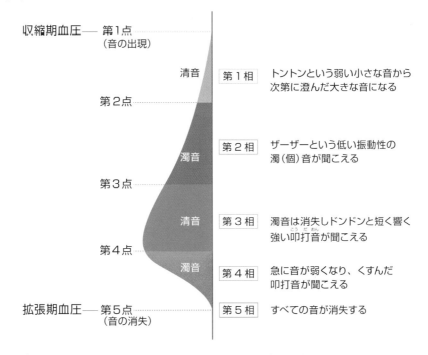

収縮期血圧 ── 第1点
（音の出現）

清音　第1相　トントンという弱い小さな音から
次第に澄んだ大きな音になる

第2点

濁音　第2相　ザーザーという低い振動性の
濁（個）音が聞こえる

第3点

清音　第3相　濁音は消失しドンドンと短く響く
こう　だ　おん
強い叩打音が聞こえる

第4点

濁音　第4相　急に音が弱くなり、くすんだ
叩打音が聞こえる

拡張期血圧 ── 第5点
（音の消失）　第5相　すべての音が消失する

横山美樹・西村礼子・太田雄馬著『バイタルサインのキホン』（秀和システム刊）より引用

看護 のポイント

　マンシェットの大きさは適切なものを選択します。上腕の周囲をしっかり巻くことのできる長さと、大きさが必要です。成人の場合、幅13cm、長さ22～24cmのものを使用します。

　マンシェットの巻き方は、マンシェットの下縁が肘窩の2～3cm上で、その中心部が上腕動脈の拍動を感じる場所になるようにします。指が2本入るくらいに巻き付けます。

　マンシェットの巻き方が緩すぎると、測定値は実際より高くなります。また、マンシェットが大きく、巻き方がきついと測定値は低くなります。

　測定時の上腕の部位は心臓と同じ高さにします。上腕が心臓より高い位置で測定すると測定値は10mmHg程度低くなります。逆に上腕が心臓より低い位置で測定すると測定値は高くなります。

心電図検査

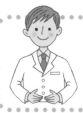

心臓は刺激伝導系により心筋細胞が興奮して収縮しています。刺激伝導系の心臓の動きをグラフ化したものが心電図です。心電図については前述（P.23〜25）も参照してください。

➕ 心電図の誘導法

心電図の誘導は双極誘導と単極誘導があります。双極誘導は2つの誘導間の電位差を測定する誘導です。右手と左手（Ⅰ誘導）、右手と左足（Ⅱ誘導）、左手と左足（Ⅲ誘導）があります。単極誘導はすべての電極の中央値と、各電極との電位差が示されます（aV$_R$、aV$_L$、aV$_F$、V$_1$〜V$_6$）。

➕ 12誘導心電図

12誘導心電図は双極誘導と単極誘導の各方法を合わせています。また、電極の位置によって四肢誘導と胸部誘導に分類されます。胸部誘導の6か所と、四肢誘導の4か所の合計10か所に電極を貼り、12のパターンの波形を計測します。

▼四肢誘導と胸部誘導

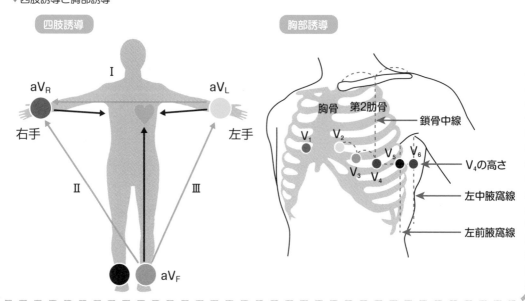

12誘導心電図のとり方

12誘導心電図は以下の手順で測定します。

❶ベッドに仰臥位になってもらい、四肢と胸部を露出します。

❷皮膚の汚れや汗があるときは、アルコール綿や蒸しタオルなどで拭き取ります。

❸四肢と胸部に電極を装着します。四肢は通電をよくするため専用ペーストを塗り、電極を貼付します。

❹心電図装置の電源を確認し、記録感度が1mV/cm、ペーパー速度（紙送り）は25mm/秒であることを確認します。

❺波形が安定してから記録を開始します。

❻記録終了後、電極を外し、ペーストを拭き取ります。

▼12誘導心電図の装着

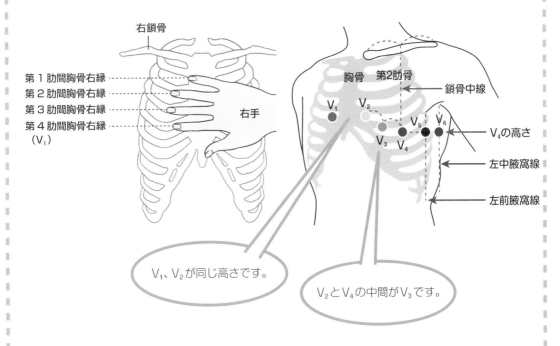

右鎖骨

第1肋間胸骨右縁
第2肋間胸骨右縁
第3肋間胸骨右縁
第4肋間胸骨右縁
（V_1）

右手

胸骨　第2肋骨

鎖骨中線

V_1　V_2
V_5　V_6
V_3　V_4

V_4の高さ

左中腋窩線

左前腋窩線

V_1、V_2が同じ高さです。

V_2とV_4の中間がV_3です。

▼12誘導心電図の装着部位

誘導の種類	陽極の装着部位	端子の色	心臓の部位
V_1	第4肋間胸骨右縁	赤	右室〜心室中隔付近
V_2	第4肋間胸骨左縁	黄	右室〜心室中隔付近
V_3	V_2とV_4の結合線の中点	緑	左室前壁、心尖部
V_4	左鎖骨中線と第5肋間の交点	茶	左室前壁、心尖部
V_5	V_4の高さの水平線と前腋窩線との交点	黒	左室側壁
V_6	V_4の高さの水平線と中腋窩線との交点	紫	左室側壁

胸部の電極は肋間を正しくとらえる必要があります。はじめに第4肋間右縁（V_1）と左縁（V_2）を取り付けます。肋間は体形によってわかりにくいことがあります。第4肋間は通常乳首の高さです。胸骨角（胸骨柄と胸骨体の出っ張り）に第2肋骨がくっついています。胸骨角の下が第2肋間となるので、ここから数えると間違えにくくなります。

検査中は患者さんに触れたり話しかけたりしないようにします。全身の力を抜いてもらいます。呼吸によって波形が乱れるので、自然な呼吸をするように声掛けをします。筋電図や交流電流障害（ハム）の混入が起きているときには、原因の除去につとめます。プライバシーの保護や保温に留意してタオルケットなどを使用することも必要です。また、緊急を要する不整脈やSTの異常があるときには速やかに医師に報告します。

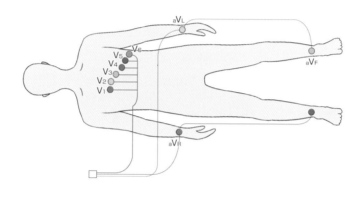

ホルター心電図

24時間または決められた一定の時間、小型の装置を装着して日常生活での心電図変化を記録します。

胸部に5か所の電極を貼り、装置はウエストポーチに入れて腰に固定します。就寝時も外さず記録します。翌日に来院して装置を外します。

短時間の心電図検査では判明しにくい不整脈や冠攣縮性狭心症の診断に役立ちます。

12誘導心電図と同様な情報が得られます。

▼ホルター心電図装置の装着例

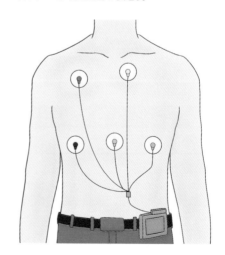

心電図モニター

心電図モニターは電極を貼付して、心電図を継続して観察する装置です。

心電図だけでなく呼吸数、脈拍数、酸素飽和度も同時に観察できる機械を生体情報モニターといいます。生体情報モニターの主なタイプとして、ベッドサイドモニターとセントラルモニター、無線式モニターがあります。

３点誘導と５点誘導

生体情報モニターの多くは３点誘導か５点誘導（四肢と胸部）です。３点誘導は、主に四肢誘導法です。左側腹に装着している電極がプラス側、右肩にある電極がマイナス側になり、四肢誘導のⅡ誘導になります。

５点誘導は、通常の四肢誘導と同じで、Ⅰ、Ⅱ、Ⅲ、aV_R、aV_L、aV_Fの波形情報が得られます。心電図波形が出やすい場所に電極を貼付することが重要です。

▼３点誘導と５点誘導

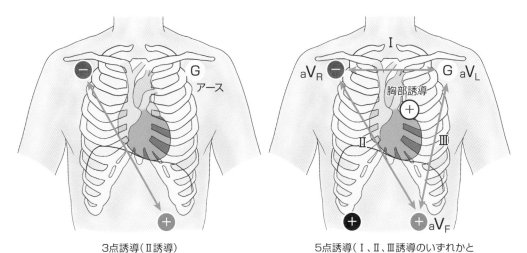

３点誘導（Ⅱ誘導）　　　　５点誘導（Ⅰ、Ⅱ、Ⅲ誘導のいずれかと V_5 の波形が見られる）

３点誘導の装着方法

　３点誘導は基本的には四肢誘導と同じ原理です。赤・黄・緑の電位差で、電極の貼る位置によってⅠ～Ⅲ誘導の波形がわかります。

▼３点誘導

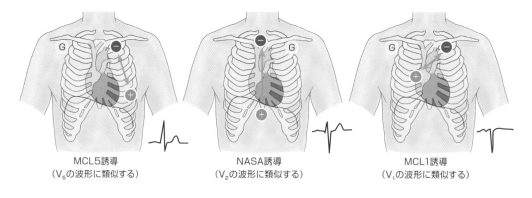

MCL5誘導
（V_5の波形に類似する）

NASA誘導
（V_2の波形に類似する）

MCL1誘導
（V_1の波形に類似する）

看護のポイント

　心電図モニターは12誘導心電図が必要になったときに、邪魔にならない場所に装着します。装着時は皮膚の汚れや汗を除去してから電極を貼付します。かぶれなどの皮膚損傷を予防するために毎日の貼り替えと皮膚の保清が望まれます。筋肉の上に電極を貼ると筋電図混入の原因となるため避けます。

　ノイズは心電図がわかりにくくなるため、その原因の除去をする必要があります。筋肉を避けて貼ると共に、腕など体動によって影響が出やすい場所、呼吸によって変動しやすい場所は避けます。電気毛布などコンセントからの微弱な交流電流がノイズの原因にもなるので、使用時は注意します。心電図モニターや生体情報モニターは、不整脈や心拍数の異常を早期に発見するために、アラームの設定を必ず行います。アラームをOFFにすることは危険です。患者さんの異常ではなくアラームが頻回に鳴るときには、その原因を探り原因が除去できるように対応することが必要です。

ABI・PWV検査

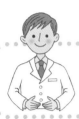

ABI（足関節・上腕血圧比）検査、PWV（脈波伝播速度）検査は、動脈硬化の状態を評価できる検査です。

ABI検査

　下肢動脈の狭窄や閉塞がどの程度起きているのか評価することができます。上下肢にマンシェットを装着して血圧を測定し、その値によって血管狭窄の程度を評価します。通常、下肢の血圧は上肢の血圧に比べて10〜15mmHg程度高いのですが、動脈硬化が進行して血管の狭窄や閉塞が起こると、下肢の血圧が低下します。上腕と下肢の血圧の比率の変化から動脈の状態がわかるのです。

▼ABI検査法

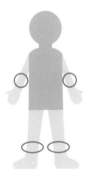

ABI検査とは

➡両手両足の血圧を測り
　足と手の血圧を比べる検査

$$\frac{足の血圧}{手の血圧} \Rightarrow 90\%以下$$

⬇

足に狭窄がある（血管が詰まっている）
可能性が高いことがわかる

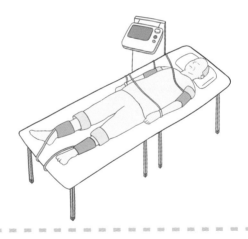

PWV検査

　動脈硬化が進行すると、動脈は固くなります。動きが悪くなった動脈は収縮・拡張能力が低下します。PWV検査では、心臓から拍出された血液が血管を通り、中枢から末梢へ向かう速度を、脈波を利用して計測します。

　動脈硬化が進行した血管は収縮力が弱まるため、血流の拍動が吸収されずに血流そのものの速さは速くなります。

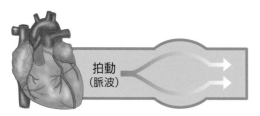

▼血管がしなやかな場合（健常者）

拍動
（脈波）

弾力性があるので、拍動が血管の壁に吸収されます。そのためスピードは遅くなります。

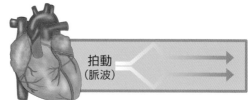

▼血管が硬化している場合

拍動
（脈波）

血管に弾力性がなく硬くなっているので、血管の壁に吸収されません。そのためスピードは速くなります。

運動負荷心電図

　運動負荷をかけることで心拍数と血圧を上昇させて、心筋の酸素需要を増加させた状態で心電図を計測します。運動負荷により意図的に異常所見を誘発するため、ある程度の危険を伴います。危険性および必要以上の無理はしないように説明をして行います。

　検査は30〜45分です。運動負荷の方法には「トレッドミル」「エルゴメータ」「マスター」などがあります。運動負荷後にさらなる負荷をかけると、事故につながることがあるので、検査後30分はシャワーや入浴などを避けるよう説明します。

▼運動負荷の種類

	トレッドミル	エルゴメーター	マスター
負荷の方法	速度や傾斜が変化するベルトコンベアの上を歩行します。速度や傾斜を段階的に上げることで負荷を調節します。	自転車型の装置のペダルをこぐことで負荷を与えます。ブレーキ抵抗を上げることで負荷を調節します。	2段の階段を上り下りします。昇降の時間は年齢と体重によって決められます（1分半、3分、4分半など）。
心電図	負荷の前後の心電図と、運動を行っているときの心電図を記録します。	負荷の前後の心電図と、運動を行っているときの心電図を記録します。	負荷の前後の心電図を記録します。
判定基準（陽性）	負荷時、0.1mV(1mm)以上のST下降	負荷時、0.1mV(1mm)以上のST下降	負荷後、0.1mV(1mm)以上のST下降

画像検査

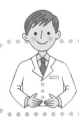

画像検査には、侵襲の少ない胸部単純X線検査、心臓・冠動脈CT、MRI検査など、そして比較的侵襲がある心臓カテーテル検査などがあります。

胸部単純X線検査

胸部単純X線検査は、胸部の診察には欠かせない検査です。循環器領域では心臓や大血管、肺などの位置や大きさ、形態を観察します。経時的に撮影することで、それらの変化を評価することができます。体内に挿入したカテーテルなどの位置を確認するためにも撮影します。

看護のポイント

胸部単純X線検査では、余計なものが写り込まないように準備します。撮影する範囲にある貴金属類（ネックレスなど）、ブラジャー、プラスチックのボタン、ファスナー、心電図モニターの配線は事前に体から取り外します。検査着などに着替えて準備します。Tシャツのプリントやポケットなども写り込む可能性があるため注意します。

長髪は撮影範囲にかからないように、ゴムなどでまとめ、女性の場合は妊娠の有無を確認します。

心電図モニターを装着している人は、胸部X線撮影時に電極を除去することが多いため（X線透過の電極もある）、撮影後速やかに再装着し、付け忘れに注意する必要があります。

心臓・冠動脈CT

　心臓・冠動脈CTは、冠動脈の形態評価と心機能評価を行います。冠動脈の形態評価については、①冠動脈狭窄、②血管奇形、③血管内のプラーク、④バイパス手術後、⑤ステント内腔の評価ができます。また、心機能評価については、①駆出率、②拡張末期容量、③収縮期容量、④1回拍出量、⑤心拍出量、⑥心筋重量の評価ができます。

　以前は運動負荷試験や血管造影で評価していた内容を低侵襲で行えることに、心臓・冠動脈CTのメリットがあります。動いている心臓の静止画を撮影するため、心電図と同期させてCT撮影を行います。この検査では、事前に心拍数のコントロールを行います。心拍数60回/分程度にコントロールするため、検査前の決められた時間に短時間作用型β_1選択的遮断薬を使用します。

看護のポイント

　検査前は数時間食事を控えます。水分摂取に制限はありません。検査中は血管確保を行います。心拍数のコントロールをするため、薬剤投与後に徐脈などの副作用の出現の可能性があるので、バイタルサインの変化を十分注意して観察します。

　CT撮影は造影剤を使用するため、造影剤アレルギーの出現にも注意します。腎機能障害、喘息、重篤な心疾患の有無、ビグアナイド系糖尿病治療薬内服の有無、授乳、アレルギーの既往、造影剤アレルギーの有無を、造影剤使用時に必ず確認します。

造影剤アレルギー

　造影剤アレルギーは前駆症状として、掻痒感、発疹、吐き気、めまい、しびれ、咽頭浮腫などを生じます。まれにアナフィラキシーショックを起こすことがあります。

　造影剤アレルギーが生じた場合は、速やかに医師の指示に従い処置を行います。加えて、カルテに必ず造影剤アレルギーが起きたことを記載し、情報共有ができるようにすることが必要です。

MRI検査

MRI (磁気共鳴画像) 検査は、体内の水素原子核の磁気共鳴現象を利用し、身体組織を画像化する検査です。循環器領域では心筋梗塞や梗塞部位の広がり、心筋症、心筋炎、心サルコイドーシス、心アミロイドーシスなどが検査適応となります。

● **MRI検査の禁忌**

MRI検査には以下の禁忌があります。

1. 心臓ペースメーカーや植え込み型除細動器を使用している

2. 閉所恐怖症
3. 体内に磁性体が留置されている (人工関節、動脈瘤クリップ)
4. 妊娠初期
5. アルミニウムが使用されている貼付剤を使用している (ニコチネルTTS、ニトロダームTTSなど)
6. 刺青やアートメイク (パーマネントアイライン) を施している

看護 のポイント

MRI検査は検査中、機械から大きな音が出ます。音への苦痛が強い場合はヘッドホンなどを使用することがあります。また、MRI検査台は狭く不安を生じやすいため、不安の軽減ができるよう声掛けをする必要があります。

心エコー検査

心エコー (心臓超音波検査) は、胸の上からプローブを当て、超音波を流して非侵襲的に心臓の検査を行うものです。5つの心臓断面を記録する断層法 (Bモード)、血管や房室内の内径や壁の厚さを測定するMモード、心臓の血流や流速を測定するドプラ法があります。

看護 のポイント

心エコーは仰臥位で行うと、肺が影響してエコー像が見えにくい場合があるため、通常は左側臥位で行います。体位保持のために枕などを使用して患者さんに負担が生じないよう姿勢を整えます。心窩部から心エコーを行う際には仰臥位で行います。プローブが心窩部深くに入るため、腹圧がかからないように、膝を立てて姿勢を整えます。

心エコーを行う際には食事制限はありません。検査中は上半身裸になるためプライバシーの保護につとめ、室温を調整することで保温を行います。プローブを押し当てることで痛みがあるときには、すぐに知らせるように声掛けを行います。

心臓核医学検査

核医学検査は、放射性同位元素（RI：ラジオアイソトープ）を注射し、放出された放射線を画像にする検査です。主な検査は、心RIアンギオグラフィによる心機能測定と、心筋血流シンチグラフィによる血流の評価です。これらの核医学検査は、胸部不快や胸痛などの胸部症状があって、運動負荷心電図による負荷をかけることが困難な患者さんに行います。

● 心RIアンギオグラフィ

心血管の内腔を画像化する検査です。MRI検査が行えない場合や重度の腎機能障害がある場合に行われます。

● 心筋血流シンチグラフィ

狭心症や心筋梗塞、冠動脈疾患に対して行います。心筋虚血の有無、心筋梗塞の部位や、重症度の評価、血行再建術の適応や、治療効果の判定を行います。心筋血流シンチグラフィで使用する放射性同位元素はタリウムやテクネチウム製剤です。タリウムはカリウムと同様に心筋へ運ばれます。冠動脈から血液を受け取り、生きている心筋細胞には取り込まれますが、心筋梗塞によって心筋に壊死が起こっている部位には取り込まれません。

看護 のポイント

心臓核医学検査を行う際には、検査前2時間は食事や喫煙を控えます。タリウムシンチグラフィでは検査前12時間はコーヒー、紅茶、日本茶、コーラ、チョコレートなどのカフェインを含む飲食物を摂取しないように説明します。カフェインを含まない飲料の摂取制限はありません。

心臓カテーテル検査

心臓カテーテル検査は、血管内にカテーテルを挿入して、心臓内や冠状動脈などの血管を造影するものです。主に虚血性心疾患（狭心症、心筋梗塞）、弁膜症、心筋症、先天性心疾患などに対して行われる検査です。検査前には、既往歴、内服の有無、採血・検査データの確認、造影剤のアレルギーテスト結果などの確認を行います。

▼心臓カテーテル

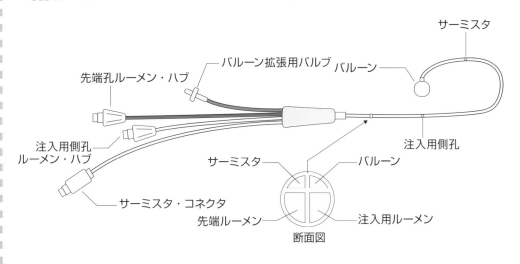

断面図

心臓カテーテル検査の方法

　心臓カテーテル検査には大きく2種類あります。静脈からカテーテルを挿入し、心臓内腔の圧力や血液の酸素濃度測定など、右心系を評価する右心カテーテル。そして、造影剤を使用して冠動脈病変の有無を診断する冠動脈造影、心室・房・大動脈の形態や弁の動きなど、左心系を評価する左心カテーテルがあります。右心カテーテルは、スワン－ガンツカテーテル（肺動脈カテーテル）を使用します。カテーテルの挿入部位は大腿静脈、尺側皮静脈、内頸静脈などから行われます。左心カテーテルは、橈骨動脈、上腕動脈、大腿動脈から挿入されます。

検査終了後の止血処置

　検査終了後は止血処置を行います。特に動脈に挿入した場合には、圧迫止血が必要です。大腿動脈は専用の止血バンドを使用、橈骨動脈はテープなどを用いて止血をします。圧迫固定は、下図に示すとおり、矢印の方向に向かって引っ張りながら固定します。固定後は下肢の観察を行い、足背動脈の触診や圧迫状態の確認などをします。

▼圧迫固定（大腿動脈）

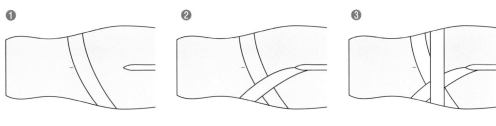

心臓カテーテル検査の内容

心臓カテーテル検査の検査内容は、右心カテーテル、左心カテーテル、血行動態検査、心血管造影があります。右心カテーテルに対しては、スワンガンツカテーテル（肺動脈カテーテル）を使用します。CVP（中心静脈圧）、PAP（肺動脈圧）、PAWP（肺動脈楔入圧）を計測し、心機能を評価します。

▼スワンガンツカテーテルの挿入

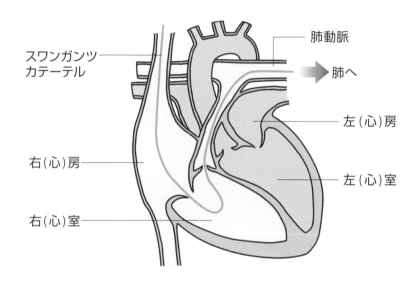

スワンガンツ
カテーテル

肺動脈

肺へ

左（心）房

右（心）房

左（心）室

右（心）室

看護のポイント

心臓カテーテル検査において冠状動脈の造影施行中は、急変時にすぐ対応できるよう末梢ラインを確保しておきます。急変時には、薬剤投与を行うことがあるので、漏れがあった場合は入れ替えることが難しくなります。そのため、刺入部の状態や逆流の観察はしっかり行います。また、造影剤は腎臓に負担をかけます。早く造影剤を排出するためにも輸液の管理は必須です。事前に患者さんの腎機能(BUN、クレアチニンなど)を確認しておきます。

chapter 4

治療について

循環器疾患で行われる治療について学びます。

循環器疾患に対しての治療法

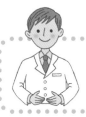

循環器疾患の治療は内服など低侵襲の治療と、手術など侵襲がある治療に分けられます。治療の特徴を知り適切な看護につなげましょう。

経皮的冠動脈インターベンション（PCI）（カテーテル治療）

狭心症や心筋梗塞などの虚血性心疾患は、心臓に栄養を送る冠状動脈の狭窄や閉塞によって起こります。この狭窄や閉塞を起こした血管を広げる治療が経皮的冠動脈インターベンション（PCI）です。狭窄や閉塞で途絶えていた冠状動脈の血流を回復させることで、心筋の虚血や壊死を最小限に抑えることができます。

PCIでは、大腿動脈、肘部動脈、橈骨動脈からカテーテルを挿入して冠状動脈の狭窄部位に到達させます。以下に示す種々のアプローチで血流を改善させます。

●冠動脈バルーン拡張術（POBA）

バルーンカテーテルを使用して、狭窄部でバルーンを膨らませることで血流を改善させる治療です。

●ステント留置

バルーンでの拡張後には再狭窄や再閉塞が高頻度で起こります。そこで、バルーンで膨らませた狭窄部に、金属の筒状のステントを留置するステント留置という方法が用いられます。

ステント内の閉塞や再狭窄を予防するため、薬剤がコーティングされたステントやバルーンが使用されます（薬剤溶出性ステント[DES]、薬剤溶出性バルーン[DEB]）。

●粥腫切除術

血管の内腔を広げるために、粥腫（アテローム）になった部分を削り取ります。高度に石灰化した場合には、ロータブレータを使用して削り取ります。

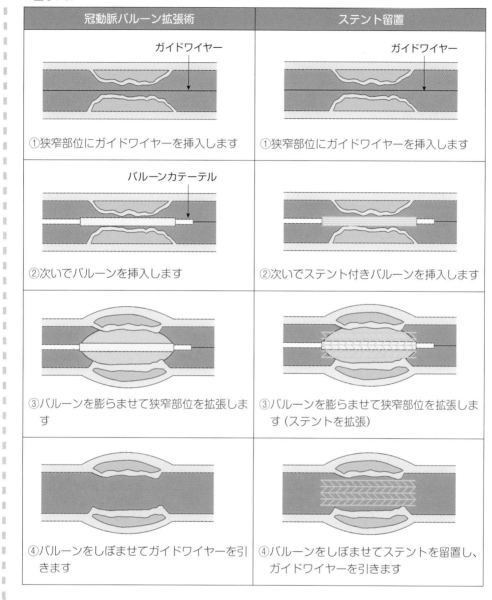

冠動脈バルーン拡張術	ステント留置
ガイドワイヤー ①狭窄部位にガイドワイヤーを挿入します	ガイドワイヤー ①狭窄部位にガイドワイヤーを挿入します
バルーンカテーテル ②次いでバルーンを挿入します	②次いでステント付きバルーンを挿入します
③バルーンを膨らませて狭窄部位を拡張します	③バルーンを膨らませて狭窄部位を拡張します（ステントを拡張）
④バルーンをしぼませてガイドワイヤーを引きます	④バルーンをしぼませてステントを留置し、ガイドワイヤーを引きます

看護のポイント

　PCI施行中は、一時的な冠血流の途絶の恐れがあります。そのほか、血圧低下や不整脈などが起こる場合があるので、急変時対応の準備をしておく必要があります。また、治療後は出血や血腫などが起こりやすいので、注意して観察を行います。患者さんには、PCI施行側の下肢を曲げないように説明を行います。

PCI施行に関連する合併症や病態

PCI施行によって以下の合併症や病態を呈することがあります。

●冠動脈解離

PCI施行中のバルーン拡張で血管が損傷したり内膜から中膜にかけて亀裂が生じることを冠動脈解離といいます。冠動脈解離が広範囲になると、剥がれた細胞がフラップのようになったり血腫が生じることで、冠状動脈の血流が低下し、閉塞が起きます。冠状動脈が急速に閉塞すると心原性ショックになるため、術後は血行動態を注意深く観察することが必要です。

●急性冠閉塞

PCIを行うことで血管壁が損傷し、血栓ができやすくなります。これをステント内血栓症といいます。PCI施行後24時間以内に冠状動脈が完全閉塞する病態を急性冠閉塞といいます。急性冠閉塞の予防には抗血小板薬やコレステロール低下薬が使用されます。

●冠穿孔

冠状動脈の穿孔が起こった場合、穿孔部位に対してバルーン拡張で圧迫止血を行うか、止血剤を投与します。止血が困難になると穿孔部位から心臓周囲に血液が流れ込み心タンポナーデとなります。

●末梢塞栓

血管内の血栓や粥腫が剥がれ、血流に乗って末梢側に流れ動脈の閉塞が起きます。閉塞部位によって冠状動脈閉塞、下肢末梢動脈閉塞、脳梗塞となります。

●造影剤起因性腎症

PCI施行時には冠状動脈の造影を行うため、造影剤を使用します。造影剤は腎障害を起こす可能性があります。腎機能障害がある患者さんや、造影剤の大量投与を受けた患者さんは、造影剤起因性腎症を起こす危険性が高いため、術後の尿量が保たれているか観察する必要があります。造影剤が体内から排泄されているか確認することが重要です。尿比重を測定することで、造影剤の排出状況を判断できます。

●ヘパリン起因性血小板減少症（HIT）

PCIを行うことで血栓が生じやすくなります。血栓予防のためPCI施行時はヘパリンを投与し抗凝固を行います。ヘパリン投与後に血小板減少や血栓塞栓症を生じることがまれにあり、これをHITといいます。HITを疑う際には、ヘパリン製剤から他の製剤に切り替えて抗凝固療法を行います。脳梗塞、肺梗塞などの重篤な合併症を予防する必要があります。

●出血

PCIでは抗凝固療法を併用するため、カテーテル刺入部からの出血の危険性があります。穿刺部位によって止血方法は異なりますが（P.91参照）、穿刺部位の観察を頻繁に行う必要があります。特に鼠径部から穿刺を行った場合は安静にすることが出血予防となります。患者さんの協力が得られるように説明し、同一体位による苦痛や腰痛に対しケアを行います。

薬物療法

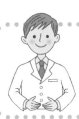

循環器疾患に主に使用される薬物としては、血管拡張薬、降圧薬、利尿薬、強心薬、抗凝固薬、抗不整脈薬などがあります。それぞれの作用機序、効果、副作用を理解する必要があります。

血管拡張薬

血管拡張薬には硝酸薬とカルシウム(Ca)拮抗薬があります。

● **硝酸薬**

硝酸薬は血管平滑筋を弛緩させて、血管を拡張させます。

● **カルシウム(Ca)拮抗薬**

血管平滑筋を収縮させるカルシウムイオンの流入経路(カルシウムチャネル)に作用し、平滑筋細胞の中にカルシウムが流入するのを抑えます。血管平滑筋の収縮が抑制されて血圧が低下します。

▼主な血管拡張薬

硝酸薬	ニトログリセリン(商品名:ニトロペン、ミオコールスプレー) 硝酸イソソルビド(商品名:ニトロール、フランドルテープ) ニコランジル(商品名:シグマート)
カルシウム拮抗薬	ニカルジピン塩酸塩(商品名:ペルジピン) ニフェジピン(商品名:アダラート、セパミット) ジルチアゼム塩酸塩(商品名:ヘルベッサー) ベラパミル塩酸塩(商品名:ワソラン)

降圧薬

　主に血管壁に直接働きかける作用と、交感神経を遮断して興奮状態を抑える作用の2つに、作用機序は分けられます。

● β遮断薬

　β受容体は主に心筋に分布しています。神経伝達物質のノルアドレナリンがβ受容体に結合すると、心拍数が上昇して血圧が上昇します。β遮断薬はノルアドレナリンがβ受容体に結合することを抑制します。

● カルシウム (Ca) 拮抗薬

　降圧薬の中で降圧効果が最も強力であり、かつ副作用が少ないといわれています。Caチャネルの阻害により血管平滑筋を弛緩させ、末梢血管抵抗を減少させます。前述したとおり血管拡張薬としても用いられます。

● アンジオテンシン変換酵素 (ACE) 阻害薬

　レニン–アンジオテンシン–アルドステロン系 (P.32参照) が活性化すると血管収縮やナトリウム再吸収促進が起こり、体液量が増加して血圧が上昇します。ACE阻害薬は、アンジオテンシンⅠからアンジオテンシンⅡに変換する際に必要な、アンジオテンシン変換酵素を阻害してアンジオテンシンⅡの働きを抑え、血圧を低下させます。

● アンジオテンシンⅡ受容体拮抗薬 (ARB)

　アンジオテンシンⅡが作用する受容体のうち、主にAT1受容体との結合を阻害し、血管収縮作用を抑制して血圧を低下させます。

▼主な降圧薬

β遮断薬	プロプラノロール(商品名：インデラル) アテノロール(商品名：テノーミン)
ACE阻害薬	エナラプリルマレイン塩酸(商品名：レニベース) イミダプリル塩酸塩(商品名：タナトリル)
ARB	ロサルタンカリウム(商品名：ニューロタン) オルメサルタンメドキソミル(商品名：オルメテック)
Ca拮抗薬	アムロジピンベシル塩酸(商品名：アムロジン) ニフェジピン(商品名：アダラート) ベラパミル(商品名：ワソラン)

※カルシウム拮抗薬の例は、P.97の表を参照

カテコラミン

カテコラミンはカテコールアミン製剤とも呼ばれます。交感神経に作用するもので、強心作用と昇圧作用があります。ドパミンとドブタミンは心原性ショックなどの治療で強心薬として使用される主な薬剤です。どちらの薬剤も心筋収縮力の増加、心拍数の増加、血管収縮の作用があります。

●ドパミン（DOA）（商品名：イノバン、カコージン、カタボン、プレドパ）

末梢血管収縮作用が優位に起こり、心収縮力の増大作用もある程度得られます。少量の投与では腎血流量の増加作用があり、利尿効果が得られます。多量投与では末梢血管収縮作用によって血圧が上昇します。

●ドブタミン（DOB）（商品名：ドブポン、ドブトレックス）

心収縮力増大作用が優位に起こります。心筋の酸素消費量を増大させずに、心収縮力増大作用のみ発揮するため、心不全治療に効果的です。

●ノルアドレナリン（商品名：ノルアドレナリン）

心収縮力増大作用と末梢血管収縮作用が強くあり、血圧上昇に効果があります。

利尿薬

利尿薬は利尿効果、降圧効果、効果の発現や持続性によってそれぞれ特徴があります。

●ループ利尿薬（商品名：ルネトロン、ラシックス、ルプラック）

ヘンレの上行脚のNa/K/2Clチャネルに作用して、Naの再吸収を阻害します。利尿薬の中では利尿効果が最も強いです。

●サイアザイド系利尿薬（商品名：フルイトラン）

遠位尿細管のNa/Clチャネルに作用して、Naの再吸収を阻害します。利尿効果はそれほど強くありませんが、降圧効果は強いです。

●カリウム保持性利尿薬（商品名：アルダクトン、ソルダクトン）

遠位尿細管、集合管でのNaチャネルを抑制し、またアルドステロンを抑制してNaの再吸収を阻害し、Kの排泄を抑制します。利尿効果、降圧効果はそれほど強くありませんが、ほかの利尿薬に比べて効果の持続性があります。

抗凝固薬

血液をサラサラにする薬は抗凝固薬と抗血小板薬の2種類に分けられます。抗凝固薬は血液に含まれる凝固因子に作用し、凝固作用をもたらすフィブリンの生成を阻害します。

●ワルファリンカリウム（商品名：ワーファリン）

ワルファリンはビタミンKの働きを抑えます。ビタミンK依存性凝固因子の働きが抑えられることで、血液が固まりにくくなります。ワルファリンは心房細動による心原性脳梗塞の予防や治療に使用される代表的な薬剤です。使用時は定期的に血液の凝固能を測定し、内服量の調整を行う必要があります。ビタミンKを多く含む食品（納豆など）を摂取すると薬の効果が弱まるため、摂取は禁止となります。

●DOAC＊（直接経口抗凝固薬）

DOACは、トロンビンやXa因子を選択的に阻害することで抗凝固作用を示します。日本ではダビガトラン（商品名：プラザキサ）、リバーロキサバン（商品名：イグザレルト）、アピキサバン（商品名：エリキュース）、リクシアナ（商品名：エドキサバン）が承認されています。頭蓋内出血や大出血のリスクが低いことからワルファリンと同等、またはそれ以上に有効であることが示されています。ワルファリンと比べると高価ではありますが、用法用量が決まっており、効果が速く、食事の制限が必要ありません。しかし、腎機能（とくにクレアチニンクリアランス）に影響を及ぼすことがあるので、投与量を配慮する必要があります。

●ヘパリン

ヘパリンは、トロンビンの働きを阻害するアンチトロンビンⅢと複合体を形成して凝固因子Xaの働きを阻害します。

ビタミンK含有食品とは

ワルファリンカリウム内服で、ビタミンKを含んだ食品全般が禁止されるわけではありません。どの食品にビタミンKが多く含まれているか理解することが必要です。患者さんには栄養指導を行うこともありますが、医療現場で看護師が指導する場面も多いため、正しい知識を持って情報提供することが大切です。食品成分表を使用してビタミンK含有量を確認しましょう。

絶対に摂取してはいけない食品：納豆、青汁、クロレラ、モロヘイヤ栄養粒

大量に摂取してはいけない食品：アマノリ、生わかめ、緑茶葉（ふりかけ）、ひじき、ホウレンソウ、モロヘイヤ（葉）、芽キャベツ、アシタバ

※野菜ジュースは吸収がよいため、ビタミンKの大量摂取の恐れがあります。

＊ **DOAC** direct oral anticoagulantsの略。

抗血小板薬

　抗血小板薬は血液凝固に関わる血小板に働きかけることにより、血栓の形成を防止します。特に血流が速い動脈血栓の治療で使用されることがあります。

●アスピリン（商品名：バイアスピリン、バファリン）

　アスピリンは、血小板の働きを抑えることで、血液を固まりにくくする作用があります。一般的には、消炎、解熱、鎮痛の作用があるため広く用されています。禁忌として、小児への投与はライ症候群との関係が推測されているため、注意が必要です。

●クロピドグレル塩酸塩（商品名：プラビックス）

　クロピドグレルはチエノピリジン系抗血小板薬という種類の医薬品で、ADP（アデノシン2リン酸）の受容体であるP2Y$_{12}$受容体に結合することで、血小板機能を抑制します。チエノピリジン系抗血小板薬には、このほか、チクロピジン（商品名：パナルジン）、プラスグレル（商品名：エフィエント）などがあり、一般的には、急性冠症候群、安定狭心症、陳旧性心筋梗塞と、末梢動脈疾患における血栓・塞栓形成の抑制、また、虚血性脳血管障害後の再発抑制に使用されます。

●シロスタゾール（商品名：プレタール）

　おもに閉塞性動脈硬化症やラクナ梗塞などの再発を防ぐために使用される薬剤です。とくに間欠性跛行には有用とされています。そのほか、慢性動脈閉塞症に基づく潰瘍や疼痛、冷感などの症状改善にも用いられています。

血栓溶解療法

　薬剤を用いて血栓を溶かします。その治療法は、血栓溶解剤であるt-PA製剤を使用して静脈注射を行って血栓を溶かす方法と、PCI施行時にカテーテルを使って血栓に直接流し込む方法があります。

抗不整脈薬

抗不整脈薬の基本的な分類としてVaughan-Williams（ヴォーン・ウィリアムズ）分類があります。不整脈があるからといって、必ず内服をしなくてはならないわけではありません。致死性の不整脈や発作の起こりやすい不整脈に使用します。

▼抗不整脈薬の分類 (Vaughan-Williams分類)

分類		薬物	効果が期待できる不整脈
Ⅰ群 (Na^+チャネル抑制)	a	キニジン プロカインアミド アジマリン ジソピラミド シベンゾリン ピルメノール	上室性不整脈 　（心房性期外収縮、心房細動、心房粗動、 　発作性上室頻拍など） 心室性不整脈 　（心室性期外収縮、心室頻拍など）
	b	リドカイン メキシレチン	心室性不整脈 　（心室性期外収縮、心室頻拍など）
		アプリンジン	Ⅰa群と同じ
	c	フレカイニド ピルジカイニド プロパフェノン	Ⅰa群と同じ
Ⅱ群（β遮断）		プロプラノロール	上室性および心室性不整脈
Ⅲ群 (活動電位持続時間延長)		アミオダロン ソタロール	心室頻拍、心室細動、 肥大型心筋症の心房細動など
Ⅳ群 (Ca^{++}チャネル抑制)		ベラパミル ジルチアゼム ベプリジル	発作性上室頻拍、 特発性心室頻拍

> どのような不整脈にどの薬が使用されるのか、関連付けて理解することが必要です。

先輩ナース

看護のポイント

循環器疾患に使用される薬物は、血管拡張薬、降圧薬、利尿薬、強心薬、抗凝固薬、抗不整脈薬などがあります。それぞれの効果、作用機序、副作用を理解しましょう。また、自覚症状がない患者さんがこれらの薬物の内服を中断してしまうことがあります。薬物治療の重要性を説明し、服薬指導を継続することはとても大切です。

ペースメーカー治療

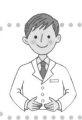
ペースメーカーには、不整脈治療や心不全治療のため恒久的に使用される体内植え込み式と、短期的な徐脈の治療を目的とした体外式の2種類があります。

✚ 2種類のペースメーカー

体内植え込み式ペースメーカーは、パーマネントペースメーカーとも呼ばれます。ペースメーカー本体とリードは完全に体内に埋め込まれます。

体外式（一時的）ペースメーカーは、テンポラリーペースメーカーとも呼ばれます。リードの一端は心筋に接し、もう一端は体外に設置する本体に接続されます。徐脈の原因が取り除かれたり、植え込み式ペースメーカーを挿入した際は、リードを除去して取り外します。

▼ペースメーカーの設置位置と挿入経路

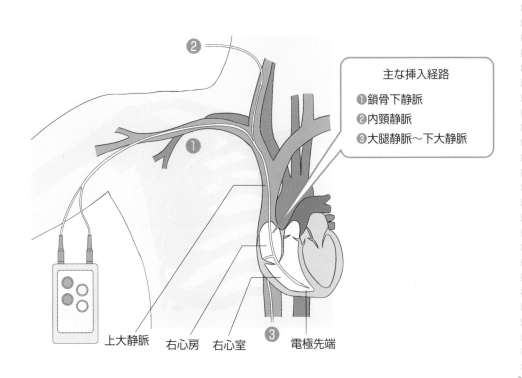

主な挿入経路
❶鎖骨下静脈
❷内頸静脈
❸大腿静脈～下大静脈

上大静脈　右心房　右心室　❸　電極先端

ペースメーカーの設定

　ペースメーカーを理解するためには、設定やモードを知る必要があります。ペースメーカーの基本動作にペーシングとセンシングがあります。ペーシングは心臓に電気刺激を送り、必要最低限の心拍数を確保します。センシングは自己脈を感知することをいいます。ペースメーカーのモードは3つの文字で表されます。不整脈の種類によってペースメーカーの設定は異なります。

▼ペースメーカーのモード表示

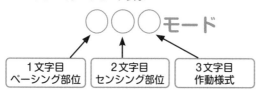

| 1文字目
ペーシング部位 | 2文字目
センシング部位 | 3文字目
作動様式 |

刺激（ペーシング）	感知（センシング）	反応様式
A（心房）	A（心房）	I（抑制）
V（心室）	V（心室）	T（同期）
D（両方）	D（両方）	D（両方）

▼モードの例

AAI	1本のリードを右心房に留置します。刺激も感知も部位は心房です。心房からの刺激が房室結節を通り、心室が収縮します。生理的な心臓の刺激伝導と同様の経路ですが、心房細動や心房粗動などの不整脈が発生した際には、脈の抑制を行うだけで心室レートが低下してもそれを改善することができません。AAIモードの適応は制限されてしまうため、近年では選択されることが少なくなっています。
VVI	1本のリードを右心室に留置し、刺激も感知も心室で行います。心室への刺激と抑制の両方を行います。
DDD	心房と心室に1本ずつのリードを留置します。心房と心室でペーシングが起こるため、心電図では心房と心室の両方でペーシング波形が見られます。心房、心室共に刺激と抑制が行われます。
VDD	1本のリードで心房、心室の2か所で感知します。刺激は心室に行われ、抑制も行われます。

ペースメーカー治療の合併症

　ペースメーカーの合併症を判断するためには、ペースメーカーのモードとその心電図波形を理解して、読み取る必要があります。異常の早期発見をして、医師に報告することが重要となります。合併症で多く発生するのはペーシング不全、アンダーセンシング、オーバーセンシングです。以上の3つを理解することが必須です。

●**ペーシング不全**

　ペースメーカーからの刺激に心筋が反応していない。心室が収縮しないので、心臓から血液が駆出していない状態。

●**アンダーセンシング**

　感度が低く、自己の心拍を認識していない感知不全。

●**オーバーセンシング**

　T波やノイズなどのQRS波以外の電位を感知している。

ペースメーカー治療の合併症と注意点

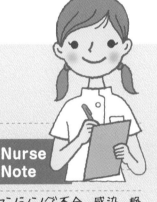

Nurse Note

　ペースメーカー治療の合併症は植え込み時と、植え込み後に分けられます。植え込み時の合併症には気胸、血胸、動脈穿刺、不整脈、心停止などがあります。植え込み後の合併症にはペーシング不全、センシング不全、感染、静脈閉塞、金属アレルギー、皮膚壊死などがあります。

　ペースメーカー挿入後の日常生活の注意点や自己管理について看護師は指導する必要があります。以下は一部です。

- ペースメーカー挿入部位を圧迫しない。
- 電気や磁気を発生させるものに注意する。
- ペースメーカー手帳を携帯する。
- 自己検脈をする。

　定期的にペースメーカーチェックで点検を受けます。磁気の関係でMRI検査を受けることができません。ペースメーカー治療を受けている患者さんは、身体障害者1級に認定されます。

除細動器

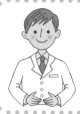

心室細動など心臓が小刻みに動き、本来の収縮と拡張ができないときに除細動器を使用します。電気的な刺激を与え、除細動や同期的通電（カルディオバージョン）を行うのが除細動器です。臨床で使用する除細動器のほか、植え込み型除細動器（ICD）と自動体外式除細動器（AED）があります。

植込み型除細動器（ICD）

致死的な不整脈を治療するために体内に「植込み型除細動器」を埋め込みます。2種類のリードを心房・心室に留置します。致死的な不整脈を感知すると電気ショックを発生させて、発作による突然死を防ぎます。

▼埋め込まれた状態のICDシステム

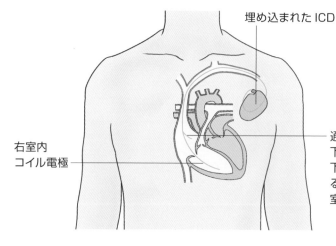

埋め込まれた ICD

右室内
コイル電極

通常、左もしくは右の鎖骨下部の皮下、または大胸筋下に植込みます。2種類あるリード線は心房および心室内に留置します。

自動体外式除細動器（AED）

　胸にパッドを貼り、心臓の状態を評価して除細動が必要となる心室細動に対して電気ショックを行います。

▼AED

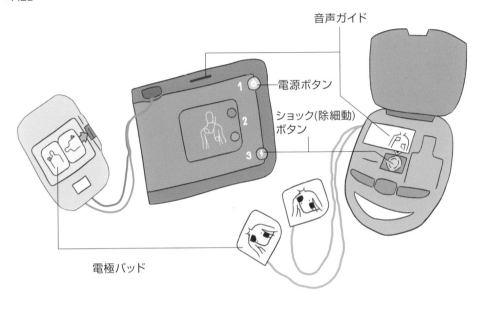

音声ガイド

電源ボタン

ショック(除細動)ボタン

電極パッド

電気ショックの適応

　除細動器による電気ショックの適応となる主な不整脈は、心室細動（Vf）、無脈性心室頻拍（PVT）、無脈性電気的活動（PEA）、心停止（Asys）です。

▼電気ショックの適応となる主な不整脈と波形

Vf

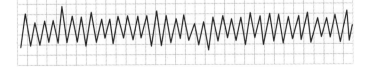

PVT

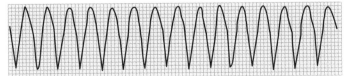

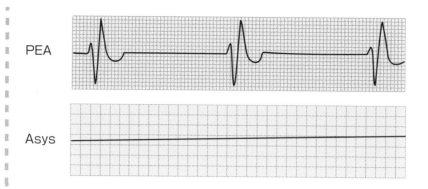

PEA

Asys

看護のポイント

　AEDを使用する際には、大きな声をかけて、患者さんに触れている人がいないことを確認します。人工呼吸器を使用している患者さんでは、酸素の引火を防ぐため酸素の吹き出し口が患者さん側に向いていないことを確認します（一時的に酸素は外して除細動を行う）。

　除細動器を使用すると皮膚の発赤や損傷を生じることがあります。適切な軟膏を使用して施行後の処置を行います。ICDは作動時に衝撃を感じます。患者さんは、「いつ機械が作動するかわからない」というストレスを強く感じながら生活します。精神的な援助も必要となってきます。

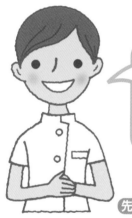

除細動器の適切な使用には日ごろのトレーニングが必要です。いざというときに安全に使用できるよう訓練しなくてはいけません。AEDは近年普及が進んでいます。街中でも見かけることが多くなっていますね。

先輩ナース

心臓再同期療法

Nurse Note

　心臓再同期療法（CRT）は、心不全患者において、心室内伝導障害や心房心室間、左右心室間、心室内などで同期不全を生じ、心臓が効率的に拍出する機能が失われたときに、左右それぞれの心室をペーシングして失われた同期性を回復させる治療です。CTRに除細動機能がついた両心室ペーシング機能付き埋め込み型除細動器をCRT-Dといいます。

補助循環

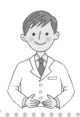

補助循環とは、心臓のポンプ機能が低下して全身に十分な血液を送ることができない状態にある患者を、機械を使用して補助し、患者自身の心臓が回復するまで全身の血行動態を維持する治療法です。代表的な補助循環装置として、大動脈バルーンパンピング（IABP）、経皮的心肺補助装置（PCPS）があります。

大動脈バルーンパンピング（IABP）

先端にバルーンがついたカテーテルを大動脈から挿入し、下行大動脈に留置します。バルーンを心臓の拍動に同期させて、心臓の拡張期にバルーンを膨らませ、収縮期にはしぼませて心臓の圧補助を行います。心臓の拡張期にバルーンが膨らむことで拡張期血圧が上昇します。これによって臓器や冠状動脈への血流量が増加します。

▼IABPのしくみ

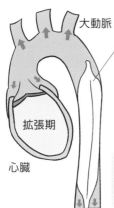

大動脈

IABPバルーンカテーテル

拡張期

心臓

拡張期にバルーンが膨らむと、冠血流量が増加します。

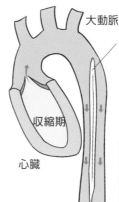

大動脈

IABPバルーンカテーテル

収縮期

心臓

収縮期にバルーンがしぼむと、末梢血幹抵抗が減少するので、血液が急速に流れます。

経皮的心肺補助装置（PCPS）

PCPSは経皮的送血カニューラ、模型人工肺、遠心ポンプ、閉鎖型回路を用いた人工心肺装置です。大腿静脈からカニューラを挿入し、その先端を右心房近くに留置し、脱血した血液を人工肺で酸素化し、大腿動脈から挿入したカニューラから逆行的に全身に血液を送ります。

▼PCPSのしくみ

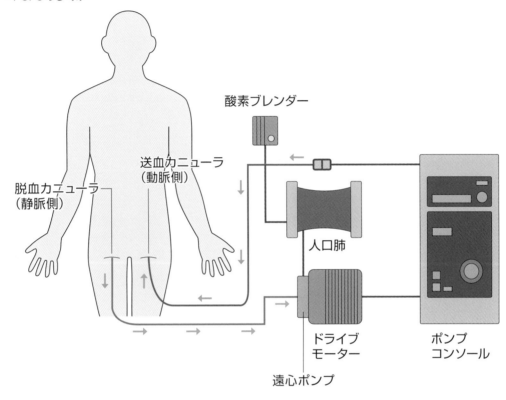

酸素ブレンダー

脱血カニューラ
（静脈側）

送血カニューラ
（動脈側）

人口肺

ドライブ
モーター

遠心ポンプ

ポンプ
コンソール

看護 のポイント

IABPやPCPSは重篤な心不全や心原性ショック状態の患者さんに行われる治療です。このような状況であることを踏まえたうえで、使用する装置を安全に管理することが必要です。使用装置の理解、機械や回路の観察、治療効果の判断、起こりうる合併症の予防や早期発見につとめます。このような高度な治療を行う際にはさらなる学習が必要です。

手術

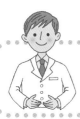

心臓血管外科手術は、手術による侵襲だけでなく、体外循環を使用した場合には全身に与える影響が大きくなります。

弁膜症に対する手術

弁膜症の手術目的は、弁膜症によって生じている血行動態の改善です。弁膜症の種類や病態によって手術前の心臓の状態が異なるため、これを踏まえた術後の管理が必要となってきます。手術の方法としては、機械弁や生体弁に交換する人工弁置換術や、自己弁を温存する弁形成術があります。

▼人工弁置換術

生体弁

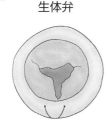

機械弁

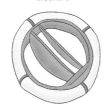

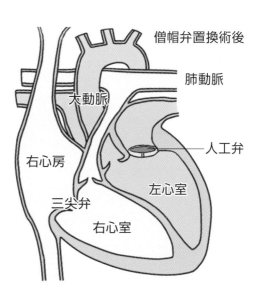

僧帽弁置換術後

肺動脈

大動脈

右心房

三尖弁

右心室

人工弁

左心室

看護のポイント

一般的に弁膜症手術後は血圧上昇に注意します。僧帽弁形成術後は収縮期血圧の影響を強く受けます。そのため左室破裂の危険性が高まるため、より厳重な血圧管理が必要となります。術後に房室ブロックや洞性徐脈が出現することもあります。心電図の変化に注意が必要です。

冠動脈に対する手術

　冠動脈に対する手術は、冠動脈バイパス術（CABG）です。CABGの目的は冠状動脈への血流不足を解消するために、血管の狭窄・閉塞部位より遠位部にバイパス血管（グラフト）をつなぐことです。虚血症状を改善したり、心筋梗塞への移行や拡大を予防します。

▼CABGの例

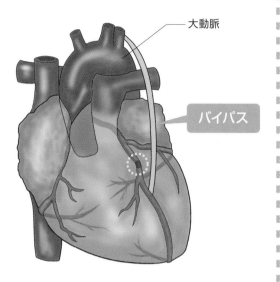

大動脈

バイパス

看護 のポイント

　人工心肺の使用時間や循環遮断時間、動脈硬化の程度によって、脳梗塞の発症率が高まります。術直後から脳梗塞の症状に注意して観察を行います。周術期心筋梗塞（PMI）はバイパス血管の閉塞や冠状動脈の攣縮が原因で起こります。心電図、血液検査（特にCK、CK-MB）、循環動態の変化や胸痛などの自覚症状に注意します。

大動脈に対する手術

　主に大動脈瘤、大動脈解離に行われます。共に破裂となれば致命的になる疾患です。保存的治療が継続されることも多いですが、臨床所見から手術への緊急度が判断されます。手術の方法としては人工血管置換術とステントグラフト内挿術があります。

●人工血管置換術

　動脈瘤が形成されている部分を切除して、人工血管に置き換える手術です。一般的には瘤が最大径5cm以上のものが適応となります。

●ステントグラフト内挿術

　大動脈の瘤のある部分にステントグラフトを設置し、瘤の中に血流が流れるのを防ぎます。それにより血流の圧力がかからなくなり破裂を予防します。

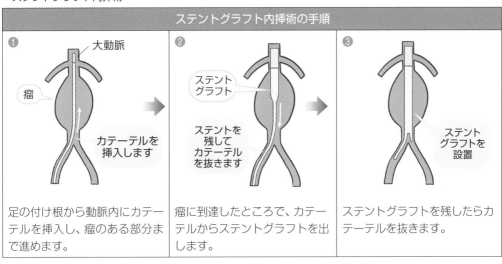

▼人工血管置換術

上行大動脈瘤	弓部大動脈瘤	腹部大動脈瘤

▼ステントグラフト内挿術

ステントグラフト内挿術の手順		
❶	❷	❸
足の付け根から動脈内にカテーテルを挿入し、瘤のある部分まで進めます。	瘤に到達したところで、カテーテルからステントグラフトを出します。	ステントグラフトを残したらカテーテルを抜きます。

看護のポイント

　大血管の術後管理では脊髄虚血による対麻痺に注意が必要です。術後の低血圧は脊髄虚血を助長するため、血圧管理に注意します。また、皮膚色、下肢の温度、下肢の動きなど麻痺の有無を観察します。弓部大動脈置換術後の合併症として、反回神経麻痺による嗄声（させい）や嚥下（えんげ）障害があります。嗄声を生じているときには誤嚥に注意が必要です。

　左開胸術後は胸管損傷のリスクが高く、損傷時はドレーンから白濁の排液が出ます。発見時は速やかに医師に報告します。

末梢血管に対する手術

末梢の動脈閉塞は急性と慢性に分けられます。ここでは、それぞれの病態と手術方法を見てみましょう。

●急性動脈閉塞症

急性動脈閉塞症の原因の多くは塞栓と血栓です。発症から6〜8時間以内に血流を再開させないと組織壊死により重篤な状態となり、虚血時間が長くなると肢切断の危険性が増します。また、血流が再開したときに壊死した筋肉や組織から有毒物質などが血液中に放出され、筋腎代謝症候群（MNMS）を発症して重篤な臓器障害を起こす危険性があります。

●慢性動脈閉塞症

閉塞性動脈硬化症（ASO）は慢性動脈閉塞の代表的な疾患です。治療の中心は運動療法と薬物療法ですが、重症の場合は難治性潰瘍の形成や壊死を伴うため、血行再建術が検討されます。

●手術方法

手術には、バルーンやステントで狭窄や閉塞を解除する血管内治療、人工血管や自分の静脈を使用し迂回路を作るバイパス術、血管を切開し肥厚した内膜やアテローム血栓を除去する血栓内膜切除術があります。

看護のポイント

急性発症の場合は早期の血流再開が生命予後の改善につながります。術後の観察ポイントは、痛み、動脈拍動、感覚障害、運動麻痺、蒼白の有無です。

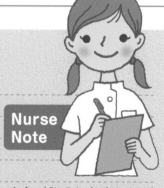

運動強度とは

Nurse Note

運動強度とは、運動の強さのことです。その強さは、最大酸素摂取量(Peak VO₂)やメッツ(METs)で表しています。その活動同僚の目安は、下記の表になります。急性期の心臓リハビリテーションは、廃用症候群の予防や日常生活への復帰が目的となります。全身状態の観察をしながら心臓に負担のかからない範囲で、運動量を増加していきます。通常は3〜4メッツの運動が可能となると日常生活への支障がなくなるので、退院の目安となります。

	運動	日常生活
3メッツ	軽い筋力トレーニング20分／バレーボール20分	歩行20分
4メッツ	早歩き15分／ゴルフ15分	自転車15分／子どもと遊ぶ15分
6メッツ	軽くジョギング10分／ダンス10分	階段の昇り降り10分
8メッツ	水泳8分／ランニング8分	重たい荷物を運ぶ8分

心臓リハビリテーション

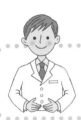

心臓リハビリテーションは、急性心筋梗塞、狭心症、開心術後、大血管疾患などの患者さんに行います。

心臓リハビリテーションの目標と注意点

急性期（第1期）、回復期（第2期）、維持期（第3期）の3つに区分され、それぞれの時期でリハビリテーションの目標や注意点が異なります。特に運動療法は疾患の特徴や重症度を把握したうえで、徐々に活動量を上げていきます。病態や患者さんの体力、元のADLに応じて各病院が設けている心臓リハビリテーションのスケジュールに沿って、安全を確認しながら行います。

心臓リハビリテーションの目標と内容は、それぞれの時期で異なります。

心臓リハビリテーションの中心は運動療法ですが、退院後に自己管理ができるよう、患者さん自身や家族が疾患に対する知識と、自己管理に必要な食事・服薬の知識を身につけることが必要です。そのため多職種の介入が欠かせません。

▼時期区分ごとの心臓リハビリテーション

		第1期	第2期	第3期
時期区分		急性期 （1〜2週間）	回復期 （2〜3か月）	維持期 （生涯を通じた期間）
身体能力		発症	退院　　社会復帰	リハビリ施行 リハビリ非施行
リハビリの場所		・入院	・通院リハビリ ・在宅リハビリ	・在宅リハビリ ・地域リハビリ施設
リハビリの内容		・急性期治療 ・段階的負荷 ・機能評価 ・生活指導 ・禁煙指導	・機能評価 ・運動療法 ・カウンセリング 　（職業、心理、食事）	・運動療法 ・二次予防
リハビリの目標		・身の回りの活動	・退院 ・社会復帰・復職	・生涯にわたる快適な生活の維持

看護のポイント

　心臓リハビリテーションとして運動療法を開始した際には、開始前後の患者さんの変化に注意します。血圧と脈拍は運動に伴い変化します。急激な上昇や減少がないか、自覚症状はないかを注意して観察します。特にリハビリテーション開始前後の心電図で有意なST変化が出現していないかを確認することが必要です。不整脈の出現や胸痛は危険な状態を示すサインです。回復期、維持期のリハビリテーションでは生活指導が重要です。疾患が発症する原因となった生活習慣を改めるように指導します。減塩、禁煙、適度な運動は特に重要な指導内容です。心疾患のリスクが高まる糖尿病、高血圧、高脂血症、高コレステロール血症をコントロールすることも重要です。下記にリハビリテーションプログラムの一例を紹介します。参考にしてみてください。

▼リハビリテーションプログラムの一例

日付	/	/	/	/	/	/	/	/	/
ステージ	0 絶対安静	I 椅子座位	II 立位保持	III 病棟半周歩行(45m)	IV 病棟2周歩行(180m)	V 病棟2周×3歩行(540m)	VI 病棟6周歩行(540m)	VII トレッドミル歩行 エアロバイク 階段昇降	
座位	禁止	ベッドを起こす	自分で足を下ろして腰掛ける(15分)	自分で足を下ろして腰掛ける(30分)	自分で足を下ろして腰掛ける(30分)	椅子座位は制限なし			
歩行(移動)	禁止		車椅子介助	病棟トイレ	病棟内自由		院内自由		
排泄	おむつ・尿器使用		ポータブルトイレ	歩行にて可能					
整容	スタッフが行う	自分でおしぼり・歯磨き・ひげそりをする	室内洗面所使用可	病棟内洗面所使用可					
清潔	スタッフが体を拭く			自分でできないところをスタッフが手伝う	自分で体を拭く		シャワー浴(自分で顔を洗う)血圧測定 前/後	入浴(自分で顔を洗う)血圧測定 前/後	
洗髪	禁止			ベッド上	座位				
娯楽	ラジオ可	テレビ・新聞・雑誌可			ティールームで過ごす	歩行で売店可(エレベーター)		歩行で売店可(階段使用可)	
検査レントゲン	ベッドサイドベッド移動		車椅子移動(付き添い)		歩行				

chapter 5

循環器疾患について

· ·

臨床で接することが多い循環器疾患について学びます。

各疾患の症状についてはchapter 2を参照しながら理解しましょう。

高血圧

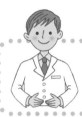

高血圧には原因不明の「本態性高血圧」と原因が明らかな「二次性高血圧」があります。ここでは本態性高血圧について述べていきます。

本態性高血圧

本態性高血圧は、原因が明らかでなく遺伝的素因や環境素因が関与したもので、高血圧の約90%を占めます。

▼成人における血圧値の分類（mmHg）

分類	診察室血圧		家庭内血圧	
	収縮期血圧 （最高血圧）	拡張期血圧 （最低血圧）	収縮期血圧 （最高血圧）	拡張期血圧 （最低血圧）
正常血圧	＜120　かつ　＜80		＜115　かつ　＜75	
正常高値血圧	120〜129　かつ/または　＜80		115〜124　かつ/または　＜75	
高値血圧	130〜139　かつ/または　80〜89		125〜134　かつ/または　75〜84	
Ⅰ度高血圧	140〜159　かつ/または　90〜99		135〜144　かつ/または　85〜89	
Ⅱ度高血圧	160〜179　かつ/または　100〜109		145〜159　かつ/または　90〜99	
Ⅲ度高血圧	≧180　かつ/または　≧110		≧160　かつ/または　≧100	
（孤立性）収縮期高血圧	≧140　かつ　＜90		≧135　かつ　＜85	

※赤字部分が高血圧（日本高血圧学会「高血圧治療ガイドライン2019」より）

発症因子

遺伝因子、環境因子（塩分過剰摂取、肥満、アルコール過剰摂取、喫煙等）、加齢など様々な因子が複数重なったことにより発症するといわれています。

治療

　高血圧の主な治療は、生活習慣の改善と降圧剤による治療です。降圧剤については、個々のリスクに応じて使用を決定します。高血圧緊急症ではすぐに降圧が必要となるため、降圧薬による治療を行います (P.98参照)。

| 第1段階
生活習慣の改善 | → | 第2段階
降圧薬による治療 |

生活習慣の改善ポイント

　生活習慣の改善は、高血圧の基本的な治療です。降圧剤開始後も積極的に行うことが大切です。

| 塩分制限
食塩は6g/日未満 | 食事と栄養
コレステロールや飽和脂肪酸の摂取を控える | 運動
毎日30分以上を目標に実施 |
| 適正体重
BMI 25未満 | 飲酒
節酒を心がける | 禁煙
禁煙、受動喫煙の防止 |

弁膜症

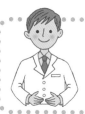

弁膜症は弁の機能不全により弁の開放・閉鎖に異常があることで血流が障害されて心機能に影響を及ぼす疾患です。弁膜症は大きく狭窄症（弁が開きにくい）と閉鎖不全症（弁が閉じにくい、逆流する）の２つがあります。

僧帽弁狭窄症（MS）

　僧帽弁口が狭くなり、拡張期に左房から左室への血流障害がある状態です。原因として、リウマチ性、僧帽弁輪石灰化、先天性の僧帽弁狭窄などがありますが、ほとんどはリウマチ熱の後遺症によるものです。

　僧帽弁の弁口面積は正常で3～5cm²です。この値が2cm²以下になると、左心房から左心室への血流が障害されるため、心拍出量が減少します。左房圧が上昇することで肺高血圧となり、下肢浮腫や肝腫大といった右心不全症状が出現します。左心房が拡大すると、心房細動の出現や左房内血栓が生じて、塞栓症状を起こすこともあります。

●治療

　労作性呼吸困難が出現した場合は、運動制限、塩分摂取制限、ジギタリス製剤投与、利尿薬投与などを行います。手術療法としては、カテーテルを使用して狭窄している部位をバルーンで膨らませて広げる経皮的僧帽弁交連切開術（PTMC）、硬化した弁を切り離す直視下僧帽弁交連切開術（OMC）で対応できない場合、人工的な弁に取り替える僧帽弁置換術（MVR）が行われます。

▼僧帽弁狭窄症のしくみ

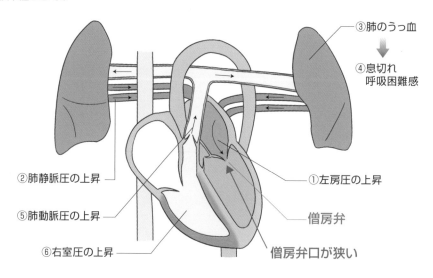

③肺のうっ血

④息切れ
呼吸困難感

②肺静脈圧の上昇

⑤肺動脈圧の上昇

⑥右室圧の上昇

①左房圧の上昇

僧房弁

僧房弁口が狭い

僧帽弁閉鎖不全症（MR）

僧帽弁の閉鎖不全により、収縮期に左室から左房へ血液が逆流する状態です。原因としては、僧帽弁逸脱症候群、リウマチ性、感染性心内膜症、心筋梗塞などがありますが、一番多い原因はリウマチ熱による後遺症です。

僧帽弁が十分に閉鎖しないことで、収縮期に左心室から左心房に血液が逆流し、拡張期には左心房から左心室への血液流入が増えるため、左房、左室共に容量負荷が生じます。これによって、肺高血圧症や肺うっ血、右心系の拡大が起こり三尖弁閉鎖不全症を併発し、右心不全となります。慢性的に病状が経過する場合は自覚症状が出現しにくいですが、腱索断裂による急性発症では、症状が急激に進行するため、心原性ショックとなりやすいです。

● **治療**

心不全治療、高血圧治療、心房細動時の心拍数コントロール、血栓塞栓予防のための内服を行います。手術療法では、僧帽弁形成術（MVP）、僧帽弁置換術（MVR）が行われます。

▼僧帽弁閉鎖不全症のしくみ

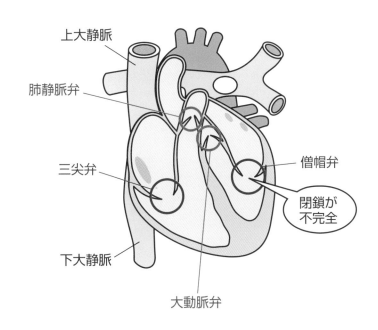

上大静脈

肺静脈弁

三尖弁

下大静脈

大動脈弁

僧帽弁

閉鎖が不完全

雑賀智也著『人体のキホンと名前の図鑑』（秀和システム刊）より引用

大動脈弁狭窄症（AS）

大動脈弁口の狭窄により、収縮期に左室から大動脈への駆出障害をきたす状態です。原因としては、リウマチ性、先天性二尖弁、動脈硬化などがありますが、弁が狭くなる理由で最も多いのはリウマチ熱による後遺症です。

大動脈弁の狭窄で左室から大動脈への血液の駆出が障害され、心拍出量が減少します。心拍出量を維持するために左室内圧が上昇し、左室壁が肥厚します。病状が進行すると左房圧も上昇し、肺高血圧や肺うっ血、左心不全が生じます。心拍出量が減少することで、失神発作を起こしたり、冠状動脈の血流が減少することによる心筋虚血から、突然死に至ることもあります。

● **治療**

薬物療法ではあまり軽快しませんが、心不全を起こさないように治療を行います。手術療法では、大動脈弁置換術（AVR）があります。

● **大動脈弁狭窄症の病態**

大動脈の弁口面積は約2cm²です。1cm²以下では中等度、0.5cm²以下では高度の障害が起こります。

▼大動脈弁狭窄症とは

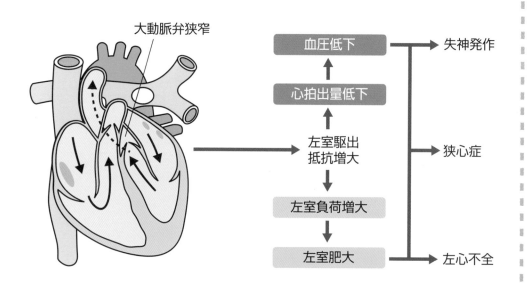

大動脈弁閉鎖不全症（AR）

拡張期に大動脈弁の閉鎖が不完全であるために、大動脈から左室内へ血流が逆流し左室に負荷を起こす状態です。原因は、大動脈弁の異常（器質的変化）および大動脈弁周囲の異常の2つに分けられます。

▼大動脈弁閉鎖不全症の原因

弁の異常	弁周囲の異常
リウマチ熱	マルファン症候群
感染性心内膜炎	大動脈解離
動脈硬化による弁の破壊	ベーチェット病
外傷性	大動脈瘤
全身性エリテマトーデス	梅毒性大動脈炎

● **大動脈弁閉鎖不全症の病態**

大動脈弁の接合不全によって、拡張期に大動脈から左室へ血液が逆流します。左室の容量負荷が増加し左室の拡大と内圧上昇が起こります。病状が進行すると左室内圧だけでなく、左房内圧も上昇し、肺高血圧や肺うっ血が生じます。

● **治療**

心不全治療、大動脈弁置換術（AVR）が行われます。

▼大動脈弁閉鎖不全症とは

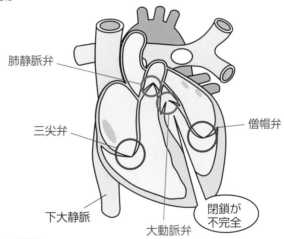

肺静脈弁

三尖弁

下大静脈

大動脈弁

僧帽弁

閉鎖が不完全

雑賀智也著『人体のキホンと名前の図鑑』（秀和システム刊）より引用

看護のポイント

弁膜症では心不全が主な症状です。MS・MRでは心房細動による頻脈と血栓塞栓、AS・ARでは狭心症発作や失神発作が主な症状となります。弁膜症の種類によって出現する症状が異なるため、症状の特徴を理解して観察することが重要です。

虚血性心疾患

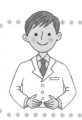

冠状動脈の狭窄や閉塞によって血流が減少し、胸痛を中心とした自覚症状や心臓の障害が生じる病態を総称して、虚血性心疾患といいます。狭心症（AP）と心筋梗塞（MI）に大別されます。

労作性狭心症

労作時に心筋の酸素需要が増加し、一過性の心筋虚血状態をきたすことで狭心痛が発生します。原因は、冠状動脈が狭窄して血流量が減少し、労作時に心筋が必要とする酸素を供給できなくなることにあります。労作時に症状が出現し、安静によって1～5分以内にその症状が消失することが特徴です。走ったり、階段を上ったり、運動量が多くなった場合に発作が起こります。胸痛、左肩・背部への放散痛が自覚されます。危険因子としては、高血圧、糖尿病、脂質異常症、喫煙、加齢などがあります。

▼労作性狭心症の発症のしくみ

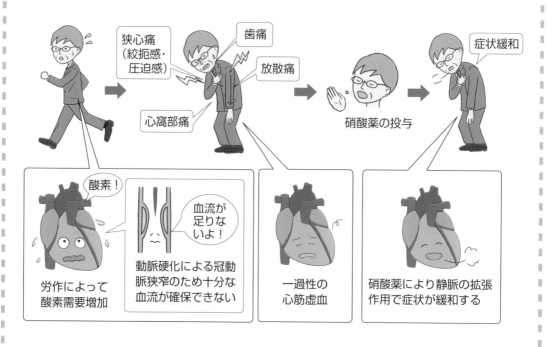

● **治療**

　発作時の硝酸薬の舌下投与が有効です。生活習慣の改善やアスピリン、β遮断薬の内服を行います。薬物治療で改善が見られないときは経皮的冠動脈インターベンション (PCI) や冠動脈バイパス術 (CABG) を行います (P.94、112参照)。

冠攣縮性狭心症

　冠動脈の痙攣性の収縮を原因とする狭心症です。

● **病態**

　冠状動脈が一過性に異常収縮し、心筋虚血が起こります。冠攣縮発作の特徴は、夜間から早朝にかけて安静時に胸痛が出現することです。発作は数分から15分程度持続します。喫煙、飲酒、ストレス、寒冷刺激が冠攣縮の誘発因子です。

● **治療**

　冠攣縮の危険因子を避け、生活習慣を改善します。発作時は硝酸薬の舌下投与を行い、発作の予防としてCa拮抗薬を内服します (P.97参照)。

▼冠攣縮

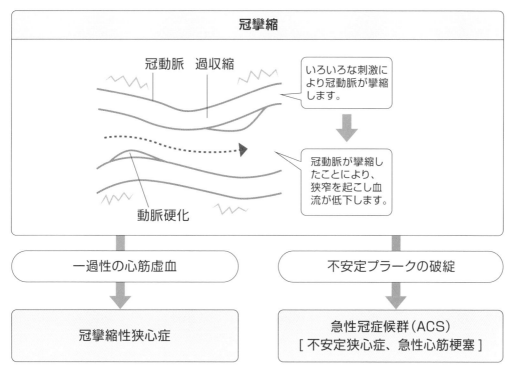

医療情報科学研究所編『病気がみえる vol.2 循環器 第4版』(メディックメディア刊)より改変・引用

不安定狭心症

心筋梗塞への移行や突然死に至る可能性があるため、早急な対応が必要です。急性心筋梗塞と共に急性冠症候群と呼ばれており、心筋梗塞に準じる症状だと考えられています。

●病態

冠状動脈が狭窄・閉塞することで心筋虚血が起こります。冠状動脈が完全に閉塞していない状態は不安定狭心症、完全に閉塞した状態が心筋梗塞です。

●症状

不安定狭心症の特徴は労作時・安静時の徐々に悪化する胸痛で、症状は20分以上持続します。急性心筋梗塞の特徴は30分以上持続する非常に強い胸痛です。発汗や嘔吐などの随伴症状を伴うこともあります。高齢者や糖尿病患者では胸痛の訴えがない場合もあります。

●治療

不安定狭心症は心筋梗塞へ移行するリスクがあるため、入院での薬物治療が開始されます。急性心筋梗塞は迅速な冠動脈血流の再開が必要となるため、血栓溶解療法、経皮的冠動脈インターベンション、冠動脈バイパス術が行われます。血流の再開は発症から90分以内に行うことが重要とされています。以下に示すブラウンワルド分類では、クラス2以上では入院加療が必要とされています。

▼不安定狭心症におけるブラウンワルド分類

重症度	概要
クラス1	新規あるいは増悪する狭心症 発作が1日3回以上あるいは発症後2か月以内の狭心症。あるいは以前より狭心症の頻度が増加。ただし、最近2か月間の安静時狭心症はない。
クラス2	安静時狭心症(亜急性) 過去48時間以内に狭心症を認めないが、最近1か月以内に安静時狭心症発作を認める。
クラス3	安静時狭心症(急性) 過去48時間以内に安静時胸痛を有する。

看護のポイント

狭心症は問診が重要です。どのような状況で胸痛などの自覚症状が出現するかを把握します。発作時の硝酸薬の使用について患者さんが確実に行えるように指導します。生活習慣や発作要因の回避も必要となるため、生活指導も重要です。急性冠症候群では病状に合わせて心臓リハビリテーションを行い、段階的にADLの向上を図ります。

急性心筋梗塞（AMI）

不安定狭心症と共に急性冠症候群と呼ばれています。冠動脈血流の急激な減少によって心筋の壊死をきたした病態です。

● 病態

血管の動脈硬化壁においてプラークが破裂して血栓が生じ、それによって冠状動脈の完全閉塞を起こしたことに起因する心筋虚血、心筋壊死の状態です。危険因子には高血圧、糖尿病と脂質異常症、喫煙、加齢などがあります。

● 症状

安静時でも20分以上持続する激しい胸痛、悪心、嘔吐、放散痛、呼吸困難など。心電図上でT波の増高、ST上昇、異常Q波の出現を認めます。血液検査にて心筋の壊死・破壊によって放出される血清酵素などを測定します（白血球の上昇、AST〔GOT〕、LDHの上昇、C反応性タンパク〔CRP〕の上昇、CK-MB、心筋トロポニンT／I）。

● 経時的変化

心筋トロポニンT、CK-MBが診断に有用とされています。心筋トロポニンTは正常に戻るまでの期間が10日から14日までと長いため、発症から時間が経過している心筋梗塞に有用です。心電図は急性心筋梗塞の診断に最も有用で必須の検査です。初期にSTが上昇し、異常Q波は心筋梗塞発症後、半永久的に残ります。

▼心筋トロポニンT、CK-MBの経時的変化

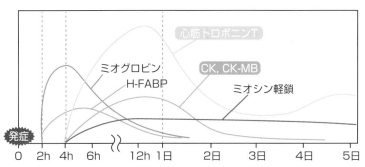

心筋トロポニンT

ミオグロビン
H-FABP

CK、CK-MB

ミオシン軽鎖

発症

0　2h　4h　6h　12h　1日　　2日　　3日　　4日　　5日

▼心電図の経時的変化

発症前	発症直後	〜数時間	〜数日	数か月〜数年	〜数年
	・T波増高 尖鋭化	・ST上昇 ・R波減高 （異常Q波）	・異常Q波 ・ST上昇 ・T上終末部 陰転化	・異常Q波 ・冠性T波	・異常Q波 （陰性T波）

● 治療

初期治療として、モルヒネ静注、O_2投与、硝酸薬の舌下投与や静注、アスピリン服用、ヘパリン静注、β遮断薬投与など、冠動脈の閉塞を解除し血流を回復させるための再灌流療法＊を行います。

＊**再灌流療法**　経皮的冠動脈インターベーション（PCI）、血栓溶解療法、冠動脈バイパス術（CABG）（P.94、112参照）。

心タンポナーデ

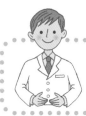

心膜腔に血液や滲出液が多量に貯留すると、心臓が圧迫されて様々な症状を引き起こします。

病態・原因

心膜液の貯留によって心膜内圧が上昇し、心室拡張障害を起こします。それに伴い、心拍出量低下によるショックと冠血流低下によって生命の危険を伴う状況です。心音微弱、頸静脈怒張、低血圧の3つを「Beckの三徴」といいます。心タンポナーデの原因に大動脈解離、心筋梗塞後の心破裂、外傷性、がんの転移などがあります。

▼発症のしくみ

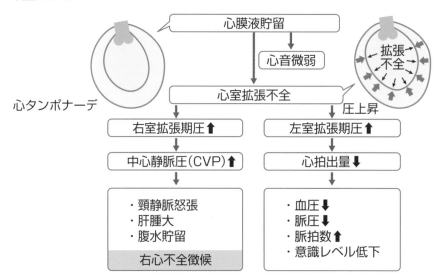

▼心タンポナーデの主な原因

大動脈解離	解離により血液が心膜腔に貯留します。
心筋梗塞後の心破裂	心筋梗塞によって心筋が壊死し心内腔からの血液が心膜腔に溜まります。
外傷性	事故などにより心筋が傷付き出血が心膜腔へ流れます。
がんの転移	転移により組織の破壊や炎症が起こります。そのため心膜液の貯留やリンパ管閉鎖などが起こります。

検査と治療

心タンポナーデが疑われた場合には、まず心エコー検査が行われます。心膜腔にエコーフリースペースが確認され、心膜腔内圧の上昇によって心膜腔の虚脱も認められます。胸部X線では、きんちゃく型の心陰影が見られます。

第一選択の治療法として、心膜穿刺による排液を行います。また原疾患の治療も同時に行います。そのほか、対症療法として脱水にならないよう輸液管理、輸血などで循環血漿量を増やします。

▼心タンポナーゼの胸部X線像

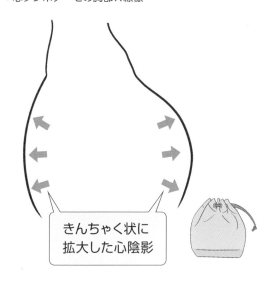

きんちゃく状に
拡大した心陰影

通常は心膜腔内に15〜50mLの心膜液がありますが、それ以上になると心膜液貯留といいます。ただし、心膜液貯留以外の症状が見られない場合は心タンポナーデとはいいません。

先輩ナース

大動脈瘤

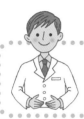

多くの場合は無症状ですが、大動脈瘤破裂＊をきたした場合は激痛を伴い生命の危険があります。発生部位により手術方法や予後が異なります。

病態と原因

大動脈に高い圧がかかり、部分的に大きく瘤状になったものを大動脈瘤といいます。弓部、胸部下行大動脈、腹部大動脈に発生しやすいといわれています。主に動脈硬化による中膜の脆弱化が原因として多くを占め、ほかには先天性によるもの（マルファン症候群）、細菌感染症（ブドウ球菌、サルモネラ）、ベーチェット病、高安動脈炎等の炎症性・外傷性などによる大動脈壁の脆弱化が原因となります。

ほとんどの場合は無症状ですが、圧迫や虚血などにより様々な症状が出現します。

▼大動脈瘤による症状

圧迫や虚血が発生する部位	主な症状
神経への圧迫	嗄声（左反回神経麻痺）、ホルネル症候群（交感神経圧迫）
食道への圧迫	嚥下困難、悪心、嘔吐
気管・肺への圧迫	咳、血痰
臓器の虚血症状	腹痛、意識障害、下肢しびれ

＊**大動脈瘤破裂**　急激な激痛（胸背部・腰部）、貧血、ショック、血痰、喀血、吐血などの出現時は大動脈瘤破裂を疑います。

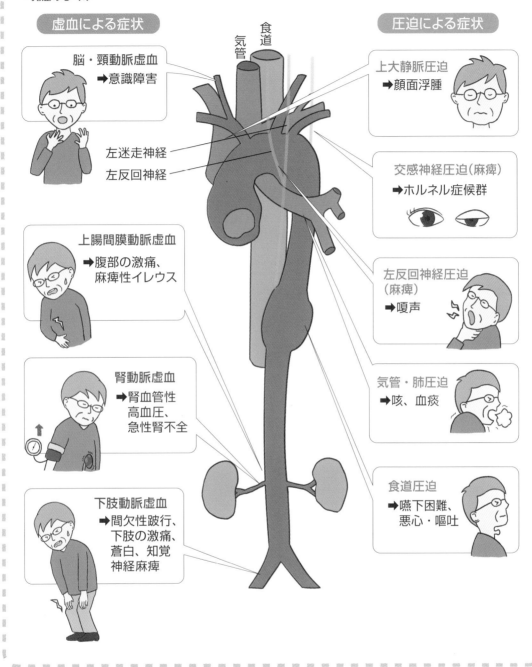

虚血による症状

脳・頸動脈虚血
➡意識障害

左迷走神経
左反回神経

上腸間膜動脈虚血
➡腹部の激痛、
麻痺性イレウス

腎動脈虚血
➡腎血管性
高血圧、
急性腎不全

下肢動脈虚血
➡間欠性跛行、
下肢の激痛、
蒼白、知覚
神経麻痺

食道
気管

圧迫による症状

上大静脈圧迫
➡顔面浮腫

交感神経圧迫（麻痺）
➡ホルネル症候群

左反回神経圧迫
（麻痺）
➡嗄声

気管・肺圧迫
➡咳、血痰

食道圧迫
➡嚥下困難、
悪心・嘔吐

大動脈瘤の発生分類

　大動脈瘤は真性大動脈瘤、仮性（偽性）大動脈瘤、解離性大動脈瘤に分けられます。

▼大動脈瘤の分類と症状

	正常	真性大動脈瘤	仮性（偽性）大動脈瘤	解離性大動脈瘤
構造	内膜　中膜　外膜	壁の脆弱化	血管周囲組織　壁の完全な破綻	内膜の破綻中膜の分離
原因		動脈硬化、炎症	外傷、感染症	不明
特徴		動脈壁の脆弱化、限局して拡張している。血管の3層構造を保ったまま拡張する。多くは紡錘状となる。	動脈壁の破綻、血管外に瘤が発生し不安定で破裂しやすい。多くは嚢状。	内膜に亀裂が生じて動脈壁に血液が流入し、中膜が2層に解離。

治療

　大動脈瘤の手術は瘤の大きさ、形状などによって判断されます。胸部大動脈瘤では5cm以上、腹部大動脈瘤では6cm以上で破裂の危険性があるため手術が選択されます。手術適応とならない場合、適切な血圧管理を行い、できる限り大動脈瘤の拡大を予防することが大切です。

大動脈解離

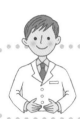

大動脈解離は、動脈壁の破綻・閉塞によって様々な症状が起こります。急性期の死亡率は高く予後不良の疾患です。

病態

　大動脈の中膜が壊死・変性を起こすことにより内膜に亀裂（エントリー）が生じます。そこから中膜内に血液が流れ込み、大動脈壁の内膜・外膜の2層が剥離してその間に偽腔を形成します。

　動脈硬化、高血圧、喫煙、高脂血症、糖尿病、睡眠時無呼吸症候群、ストレス、外傷、ステロイド長期使用、遺伝など、様々な要因が関係すると考えられています。

　ほとんどの場合、前触れもなく突然、胸や背中に激痛が起こります。また、進行に伴い痛みが背部から腰部に移動することがあります。ほかにも血管の狭窄・閉塞によって血圧値の左右差が見られたり、障害の部位によって様々な症状があります。

▼大動脈解離の障害部位による様々な症状

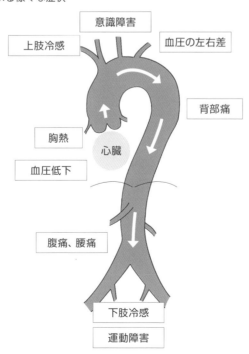

意識障害

上肢冷感

血圧の左右差

背部痛

胸熱

心臓

血圧低下

腹痛、腰痛

下肢冷感

運動障害

大動脈解離の分類

　大動脈解離の分類には、ドベーキー分類とスタンフォード分類の2つがあります。臨床では、予後判定の観点からスタンフォード分類を用いることが多いので、ここではスタンフォード分類を解説します。大動脈解離は、上行大動脈の解離の有無から以下のように分類されます。

▼スタンフォード分類

分類	A型		B型	
特徴（解離の範囲）	上行大動脈に解離がある		上行大動脈に解離がない	
	予後は極めて不良。 A型は合併症が生じやすく、大動脈弁閉鎖不全症、心筋梗塞、心タンポナーデなどがある。そのため緊急手術の対象となる。		大動脈径拡大や合併症がない場合は比較的良好。 保存的治療が可能となるため薬物療法の対象となる。	

検査

　確定診断として、単純CT、造影CTを行います。超音波での検査はベッドサイドにてすぐに実施することができるので、胸水や心嚢水の貯留、フラップの形成などを確認します。ほかにも併発した症状がないかどうかを確認するために、胸腹部のレントゲン、MRI、心電図などを必要に応じて行います。大動脈解離が起こると、両上肢から分岐する動脈の閉塞が生じます。そのため、血圧に左右差が生じます。

治療

　大動脈解離の治療法は、解離している部位や症状によって異なります。上行大動脈に解離がある場合（スタンフォードA型）、緊急手術の適応になります。無治療や治療が遅れてしまう場合、生命予後は致命的です。上行大動脈に解離が認められない場合は、血圧の管理を行います。

下肢静脈瘤

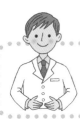

何らかの原因で下肢静脈弁に異常を起こすことで血液が逆流し、静脈が怒張、蛇行し瘤化した状態です。女性に多く見られます。

病態と症状

症状は、下肢のつっぱり感や倦怠感、疼痛を呈し、長時間の立位によってさらに悪化します。経過が長くなると、皮膚の肥厚や色素沈着などが生じ、手術が必要になる場合があります。自覚症状が軽くても、外観の変化が見られます。

▼下肢静脈瘤のしくみ

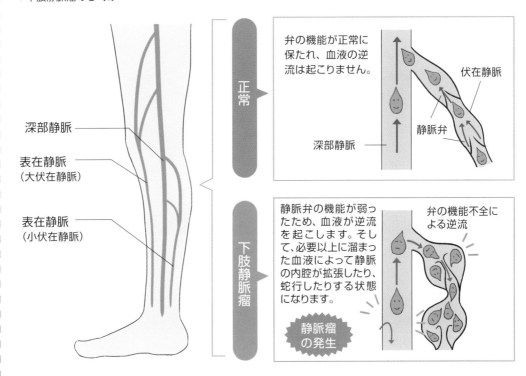

中澤真弥著『フットケアの基本スキル』（秀和システム刊）より引用

診断・治療

　静脈エコーを用いて静脈血の逆流を確認し、診断を行います。下肢静脈瘤の治療には、保存療法と手術療法があります。症状の程度によって治療法が異なります。

▼下肢静脈瘤の主な治療

保存療法	下肢の挙上、弾性ストッキングの装着、長時間の立位を避ける
手術療法	硬化療法：下肢静脈瘤内に硬化剤を注入、圧迫して硬化させ静脈瘤を委縮させます。 ストリッピング（静脈抜去術）：ワイヤーを用いて静脈を結紮し抜去します。 血管内焼灼術：静脈を焼灼し静脈を閉塞させます。

循環器と急変

　循環器疾患は、生命に危険が及ぶ状態になる危険性が高い疾患ともいえます。実際、病棟では急変が起こることも多く見られます。「急変なんて対応できない。怖い」と思いますか？　それは、どうしてでしょう？　私は知識不足、経験不足が原因だと考えています。どんなに経験があっても、急変に心理的動揺が全くないまま立ち向かえる看護師は少ないと思います。少しでも冷静に、確実に急変対応をするためには、日ごろの勉強とトレーニングが重要です。何度も繰り返しシミュレーションをすることで、実際の現場では頭も体もついてきます。職場でのシミュレーションや外部の勉強会を積極的に活用することをお勧めします。自分は新人だから急変時に役に立たない……と気落ちする必要はありません。外回りをすることはできるはずです。ただし、慌てて動くのではなく、「役割」を果たすためには準備が必要です。まず急変時に必要な物品や薬品を知りましょう。知るためにはどうしたらよいか。勉強？それは基本です。現場で、業務をしながら行えることがあるはずです。物品の収納場所を覚えることはできるはずです。救急カートはありませんか？　救急カートを触りましょう。引き出しを開けましょう。どこに何が入っているか覚えましょう。これだけでも、急変時に少しは動ける看護師になれるはずです。

深部静脈血栓症(DVT)

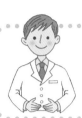

深部静脈に血栓を生じて静脈閉塞を起こします。下肢に発生した血栓は血液の流れに乗って肺動脈で詰まると肺血栓塞栓症(PTE)を合併する場合があります。別名、エコノミークラス症候群としても知られています。

病態と症状

3つの因子「血液凝固能の亢進」「血流のうっ滞」「血管障害」によって深部静脈血栓症が生じます。手術、外傷、長期の臥床、悪性腫瘍、静脈カテーテル留置などが誘因となります。

主な症状にホーマンズ徴候、下肢の腫脹(片側)、圧痛、発赤などがあります。主な合併症である肺血栓塞栓症(PTE)では、突然の呼吸困難、胸痛などがあります。深部静脈血栓症は近年増加傾向にあり、肺血栓塞栓症による死亡率も多くなっています。

診断・治療

深部静脈血栓症のリスク評価にはWells DVTスコアが用いられます。

深部静脈血栓症の治療では、つねに肺血栓塞栓症の予防を念頭に置いておく必要があります。第一選択治療は、抗凝固療法(ヘパリン静注、ワルファリンなど)を行います(P.100参照)。症状が強い場合や薬物療法が禁忌(妊婦、外傷、術後など)、血栓溶解療法が不十分な場合などは、手術療法(経カテーテル血栓除去術)が行われます。

▼Wells DVT スコア

癌	＋1
麻痺あるいは最近のギプス装着	＋1
ベッド安静3日以上または術後4週間未満	＋1
深部静脈の触診で疼痛あり	＋1
下肢全体の腫脹あり	＋1
下腿直径の左右差3cm以上	＋1
患肢のpitting edema(圧痕性浮腫)あり	＋1
患肢の表在性静脈拡張あり	＋1
診断がDVTらしくない	－2

0点以下 ：低リスク
1～2点 ：中等度リスク
3点以上 ：高リスク

予防

　DVTの発生を防ぐために血流が停滞しないよう予防する方法は下記の通りになります。また、長期臥床はDVTを発生させる原因になるため、手術後はなるべく早期に離床を促します。離床が難しい場合には、ベッド上での運動や弾性ストッキング、間欠的空気圧迫装置などを使用しながら予防に努めます。

▼DVT予防

早期離床	長期臥床は要因の1つです。術後はなるべく早く離床するよう促します。離床が難しい場合はベッド上で運動などを行います。特に長期臥床後の動き始めが危険なので、注意します。
弾性ストッキング	下肢の圧迫を行い、血流が停滞しないよう静脈還流を増加させます。
間欠的空気圧迫法	機械を装着し、間欠的に下肢圧迫を繰り返します。
水分補給	血流を促すために十分な水分補給を行います。

索引

参考文献

●医療情報科学研究所編、看護師・看護学生のためのなぜ？どうして？専門Ⅱ成人看護 3 循環器、メディックメディア、2011。

●高橋長雄監修・解説、からだの地図帳、講談社、1989。

●大八木秀和著、まるごと図解 循環器疾患、照林社、2013。

●医療情報科学研究所編、病気がみえるvol.2循環器 第4版、メディックメディア、2017。

●三角和雄監修、日ごろの"？"をまとめて解決 循環器ナースのギモン、照林社、2017。

【著者】
中澤 真弥（なかざわ まや）

看護師ライター
1979年生まれ。群馬県在住。フリーランスの看護師として働きながら、フリーライター、看護大学教員、介護講師など幅広く活動中。自らの経験を元に、看護師や女性のワークライフバランス、働き方改革などの講演やスピーチを行う。

著書
『看護の現場ですぐに役立つ 口腔ケアのキホン』(秀和システム)
『看護の現場ですぐに役立つ 排泄ケアのキホン』(秀和システム)
『看護の現場ですぐに役立つ フットケアの基本スキル』(秀和システム)
『看護の現場ですぐに役立つ 消化器看護のキホン』(秀和システム)

【監修】
雑賀 智也（さいか ともや）

メディカルライターズネット代表、千葉大学客員研究員、メディカルライター・薬剤師
東京大学大学院公共健康医学専攻修了(MPH)

主な著書に『大腸がん 最新標準治療とセカンドオピニオン』(ロゼッタストーン)、『薬局の現場ですぐに役立つ 服薬指導のキホン』(秀和システム)、『看護の現場ですぐに役立つ 人体のキホンと名前の図鑑』(秀和システム)、『よくわかる公衆衛生学の基本としくみ』(秀和システム) がある。

【キャラクター】大羽　りゑ
【本文図版】タナカ　ヒデノリ
【協力】メディカルライターズネット

看護の現場ですぐに役立つ
循環器看護のキホン

発行日	2020年 6月 1日	第1版第1刷

著　者　中澤 真弥

監　修　雑賀 智也

発行者　斉藤　和邦
発行所　株式会社　秀和システム
　　　　〒135-0016
　　　　東京都江東区東陽2-4-2　新宮ビル2F
　　　　Tel 03-6264-3105（販売）Fax 03-6264-3094
印刷所　三松堂印刷株式会社　　　　　Printed in Japan

ISBN978-4-7980-5385-1 C3047